THOMAS ROTHSCHILD

WESPENNEST · ESSAY

THOMAS ROTHSCHILD

Relax and Enjoy

Die totale Infantilisierung

W E S P E N N E S T · E S S A Y

Die Deutsche Bibliothek – CIP-Einheitsaufnahme

Rothschild, Thomas: Relax and Enjoy. Die totale Infantilisierung.
Wien: WESPENNEST 1995
ISBN 3-85458-512-8
2. Auflage 1996

Lektorat: Karin Ernst
Grafik-Design: Maria-Anna Friedl
Porträtphoto: Michael Latz

Graphische Gestaltung: Jarmila Böhm
Herstellung: rema-print
Verlags- und Herstellungsort: Wien
Printed in Austria
ISBN 3-85458-512-8

Diesen Versuch widme ich in Dankbarkeit den zu früh verstorbenen Freunden Ernst Fischer, Franz Marek, Erich Fried und Robert Jungk, die mir vorgezeigt haben, wie man der Versuchung zur Komplizenschaft widersteht, und Noam Chomsky, dem Gewissen der USA, dessen mutigen Nonkonformismus ich aus der Ferne bewundere.

Eine Nachricht, von der uns die Gewißheit erschreckt und das Gegenteil erfreut, mag noch so wahrscheinlich sein, als sie will, so sind wir doch sinnreich genug, sie zweifelhaft zu machen.

Gellert: Leben der schwedischen Gräfin von G...

Ich fand immer, daß diejenigen, die aus Trägheit und Nachlässigkeit die Wahrheit nicht suchen wollen, die Selbstdenker am meisten hassen, weil sie sich sonst ihrer Trägheit und Nachlässigkeit schämen müßten. Immer ist mir aber selbst derjenige viel ehrwürdiger gewesen, der durch Liebe zur Untersuchung der Wahrheit auf Irrtümer verfällt, als derjenige, der sie gar nicht untersuchen mag.

Nicolai: Leben und Meinungen des Herrn Magisters Sebaldus Nothanker

Monsieur le Marquis hat mir die Chance gegeben, ein Diener zu werden, und das werd ich nie vergessen!

Der frühere Wilderer Marceau in Jean Renoir: La règle du jeu

I.

Das Scheitern des sowjetischen Modells und der scheinbar komplette Sieg des Kapitalismus wird fast ausschließlich unter ökonomischen Gesichtspunkten gefeiert oder zumindest beurteilt. Der durchschlagende Erfolg der von kommunistischen Dogmatikern und ihren schärfsten Gegnern propagierten Gleichsetzung von Sowjetordnung und Sozialismus hat unter anderem bewirkt, daß dies in Vergessenheit geriet: Die Ökonomie war für Marxisten niemals Selbstzweck. Die Vergesellschaftung der Produktionsmittel sollte nicht nur, vielleicht nicht einmal in erster Linie der Produktivität zuliebe betrieben werden. Es ging stets darum, Bedingungen zu schaffen, die einen bestimmten Menschentyp, wenn nicht hervorbringen, so doch ermöglichen.

Das eigentlich Tragische am gegenwärtigen Monopol des kapitalistischen Gesellschaftsmodells, an der besoffenen Arroganz einer siegreichen Wirtschaftsordnung ist der – jedenfalls vorläufig – komplette Verlust eines utopischen Menschenbilds.

Die Chancen, die Automatisierung und Rationalisierung böten, werden im Kapitalismus (und wurden auch im Staatskapitalismus sowjetischer Prägung) nicht genützt. Statt einer neuen Freiheit haben die Menschen nur neue Zwänge gewonnen. Statt einer neuen Humanität zuzustreben, ordnen sie ihr Leben dem Dreitakt von Arbeit, Auto und Fernsehen unter.

II.

Was ist geblieben von der Vorstellung des Menschen als eines sozialen Wesens? Wer spricht heute, wie noch in den sechziger Jahren, von *permanent education?* Wohin sind die Ideale des selbstbestimmten Menschen, des mündigen Bürgers, einer allseitig entfalteten Persönlichkeit entschwunden?

Der Sinn des Lebens, den der schamlose Kapitalismus mit unübersehbarer Effizienz propagiert, besteht darin, Geld zu verdienen und auszugeben. Charakteristisch ist die neudeutsche Vokabel „Konsumspaß". Nach und nach mußten wir Werbung als Beigabe zur Kunst in Kauf nehmen. Heute ist der Konsum die Hauptsache, und die Reste von Kunst (optisch, akustisch, haptisch) sind dessen Beigabe.

Es gibt einen Witz, wonach man früher in Polen für das Auswechseln einer kaputten Glühbirne drei Menschen benötigt habe, einen, der die alte ausschraubt, einen, der eine neue beschafft, und einen, der sie einschraubt. Heute brauche man dafür keinen einzigen Menschen; heute erledige das der Markt. Daß der Markt selbsttätig alles erledigt, gehört in der Tat zu den spätkapitalistischen Mythen, die befördert werden durch Redensarten wie jene vom „Geld, das auf der Bank arbeitet" oder vom „Angebot, das auf die Nachfrage reagiert". Die menschliche Arbeit läßt sich mehr und mehr durch Maschinen ersetzen. Nicht der aktive Mensch wird heute angestrebt, sondern der aufnehmende und (möglichst rasch) verbrauchende. Dem Verhalten des Säuglings, der sich nicht selbst helfen kann, wenn er naß ist, sondern lediglich – schreiend oder stumm – darauf wartet, daß Hilfe in Form der Windeln wechselnden Mutter von außen kommt, ist die Erwartung von Erwachsenen angeglichen, die auf den plötzlich über sie hereinbrechenden Reichtum hoffen, auf einen wundersamen Wertzuwachs ihrer Aktien, einen bisher unentdeckten Erbonkel, eine „gute Partie".

Von jenem Moische, der Woche für Woche in die Synagoge geht und den Herrn bittet, ihn in der Lotterie gewinnen zu lassen, bis sich der Himmel öffnet, der Herr herabblickt und sagt: „Moische, komm mir auf halbem Weg entgegen, kauf ein Los" – von dieser Witzfigur unterscheiden sich viele Menschen heute nur dadurch, daß sie noch die Aktivität aufbringen, ein Los zu kaufen. Würden sie die Wahrscheinlichkeit eines Gewinns berechnen, sich also rational und somit erwachsen verhalten, dürften sie die erhoffte Million nicht mit größerer Intensität herbeisehnen als sie den Blitz bei einem Gewitter oder gar einen Autounfall auf den Straßen fürchten. Das protestantische Arbeitsethos des Frühkapitalismus, gegen das sich manches kritisch einwenden läßt, das aber jedenfalls einen entscheidungsfähigen, aktiven, erwachsenen Menschen nötig hatte, ist einer spätkapitalistischen Infantilität des passiven Abwartens, des Vertrauens auf die nährende Selbsttätigkeit der Ökonomie gewichen.

III.

Verbunden ist diese Tendenz mit einer Rücknahme von Urbanität. Die Vernichtung des traditionellen Einzelhandels, der ja auch das Stadtbild prägte, den Straßen Vitalität verlieh und bestimmte Kommunikationsformen hervorbrachte, später die Auslagerung der Supermärkte auf das architektonisch wie soziologisch verwüstete „flache Land", der Ausbau abends menschenleerer Bürostädte, die Ersetzung komplexerer zwischenmenschlicher Umgangsformen – der Kaffeehausdiskussion, des gemeinsamen Museums- oder Theaterbesuchs, der studentischen Politikdebatte, des innerstädtischen Flanierens – durch den bloßen Wareneinkauf, all dies läßt die im neunzehnten und zwanzigsten Jahrhundert gewachsene großstädtische Kultur verschwinden, freilich nicht zugunsten eines menschengerechten gesünderen Lebens, wie es manche Ökologisten imaginieren, sondern zugunsten einer provinziellen Eindimensionalität, die Denken und Phantasie unterfordert und auf die Selbst-Verständlichkeit immer gleicher Rituale des Geldverdienens und -ausgebens setzt.

Fast verschwunden ist der Typus des (bürgerlichen) Intellektuellen, den die Großstadt hervorgebracht hat, des Tüftlers, der die Dinge in ihrem Widerspruch zu erkennen bemüht ist, der nicht nach der am leichtesten verständlichen Antwort giert, sondern Paradoxe nicht nur aushält, sondern genießt, den Problemlösung reizt und Widerstände herausfordern, anstatt ihn zum schnellen Aufgeben zu veranlassen.

IV.

Das allgegenwärtige Verkaufsprinzip setzt sich in den Massenmedien fort. Nachrichten, ja selbst die Wettervorhersage werden verkauft wie Waren: mit kindischem „Witz" und mit Sex. Daß eine Meldung „gut verkauft" werden müsse oder daß gar ein Moderator, eine Ansagerin „sich gut verkaufe", gehört verräterischerweise zu den alltäglichen Formulierungen von Redakteuren und Journalisten.

Die Glücksverheißung des Kapitalismus besteht im Konsum. Wenn der (noch nie und nirgends verwirklichte) Sozialismus eine allseitig entfaltete Persönlichkeit anstrebte, also die Möglichkeit für jeden einzelnen, seine Fähigkeiten optimal zu entwickeln, so produziert der Kapitalismus eine reduzierte, zu guter Letzt eine ausgelöschte Persönlichkeit. Daß der Kapitalismus dem Individualismus förderlich sei, dieser Überrest einer historisch gewordenen liberalen Ideologie, ist längst zu einer kollektiven Lebenslüge verkommen, die Tag für Tag durch die realen Erfahrungen widerlegt wird. Die heute in Aussicht gestellte und technisch bald realisierbare Bedürfnisbefriedigung durch „virtual reality" entspricht der kapitalistischen Logik und ist nicht mehr als deren auf den Stand der zeitgenössischen Technologien gebrachte Konsequenz.

Der moderne Kapitalismus braucht Menschen, die stets erneut nach einer raschen Befriedigung von Bedürfnissen durch Konsum gieren. Deshalb müssen sie zurückversetzt werden in den Zustand von Kindern, die noch nicht gelernt haben, Frustration zu tolerieren. Studenten, die eine anderthalbstündige Seminarsitzung nicht mehr aushalten, ohne an der Milchtüte zu nuckeln, ohne ihre mitgebrachte Kindermilchschnitte oder ein Nutella-Brot zu verzehren, zu deren keineswegs ironisch gebrochenen Hauptinteressen solche Fernsehserien wie *Alf*, *Sesamstraße* und *Die Simpsons* gehören, mit denen sie weitaus intimer vertraut sind als mit irgendeinem Romanautor, Dramatiker oder gar Lyriker, sind nur ein äußerlicher Beleg dafür. Daß Märchenstrukturen wie in der unendlichen *Star Trek*-Serie, die angeblich die Phantasie beflügeln, aber jedenfalls im höchsten Maße infantil daherkommen, und der Pennälerhumor von Filmen wie *Wayne's World* offenbar inzwischen Gemeingut sind, bestärkt diesen Befund. Auch die Konjunktur des totgeglaubten Varietés, in dem nicht mehr, wie im Theater, größere Zusammenhänge, komplexere Strukturen verstanden, sondern nur mundgerecht zubereitete kleine Happen verzehrt werden müssen, paßt in das Bild einer Kultur, die Müsli verabreicht, statt Anstrengung abzuverlangen.

V.

Vielleicht ist es wirklich nur Ausdruck kulturpessimister Borniertheit, eines Mangels an utopischer Phantasie, wenn man bedauert, daß in Japan oder Italien Erwachsene wie Kinder mehr und mehr dicke Comic-Wälzer oder Fotostrips anstelle von Büchern „lesen". Vielleicht ist die Vorliebe für Buch und Schrift, die naturgemäß jenen eignet, die über solche Probleme schreiben, kein verallgemeinerbarer Wert. Vielleicht vermögen neue Medien tatsächlich bald vieles von dem zu leisten, was für die europäische bürgerliche Gesellschaft seit dem 18. Jahrhundert das Buch leistete, wie der Taschenrechner das Kopfrechnen ersetzt hat. Ehe man sich aber vorschnell den ewigen Apologeten des Zeitgeists anschließt, muß immerhin klargestellt werden, was mit der Ablösung der Schriftkultur durch eine orale und eine Piktogramm-Kultur oder gar durch die szenische Präsenz virtueller Realitäten verloren geht: nämlich die Fähigkeit zur Begriffsbildung, zur Abstraktion.

Das Vergnügen, das die Lektüre eines Buchs traditionell zu vermitteln vermochte, mag durch andere, neuartige Vergnügungen ersetzbar sein, und wer partout lesen möchte, wird das, in Reservaten, wohl auch weiterhin dürfen und können, wie heute manche als Hobby weben oder fechten. Entscheidender sind die Veränderungen, die der Verlust der Schrift im Denken bewirkt. Sie bedeuten wiederum eine Angleichung des Erwachsenen an das Kind, das die Abstraktion des Begriffs aus den realen (also abbildbaren) Einzelerscheinungen erst allmählich erlernt. Ohne Abstraktionsvermögen aber sind Strukturen nicht erkennbar und erst recht nicht beschreibbar. Ohne Abstraktionsvermögen sind historische und politische Zusammenhänge nicht wahrnehmbar. Die Realität zerfällt in Einzelphänomene, deren Relation zueinander, deren Funktionen innerhalb von Gesetzmäßigkeiten, deren Anteil an Systemen verborgen und damit unbeeinflußbar bleiben. Abbildbar ist der Bundeskanzler, nicht die Machtstruktur, innerhalb derer und für die er agiert.

VI.

Der Avantgardist der Infantilkultur ist der Meisterkoch Hans-Peter Wodarz. Er brachte die „Erlebnisgastronomie“ auf den aktuellen Begriff. Früher ging man ins Theater, ins Konzert. Oder man gönnte sich ein exquisites Essen in angenehmer Gesellschaft. Wer es sich leisten konnte, brachte auch beides an einem Abend unter, erst das eine, danach das andere. Doch bei Wodarz ißt und trinkt man zur Schau, schaut man zum Essen und Trinken. Man braucht nicht mehr beim Kunstgenuß (genauer: bei dessen abgesunkener Varieté- und Revue-Variante) aufs Essen zu verzichten, und man muß sich beim Essen nicht mehr mit seinem Tischnachbarn unterhalten. Wie für den Säugling, der beim Nuckeln an der Brust oder an der Flasche zugleich die Mutter ansieht, darf die Lust der Nahrungsaufnahme, die orale Stimulierung zusammenfallen mit der visuellen Lust. Das Restaurant-Theater des Hans-Peter Wodarz ist die Zur-Brust-Nahme von (scheinbar) Erwachsenen.

Eine bemerkenswerte internationale Tendenz ist es übrigens, daß man in Warenhäusern nicht mehr bloß metaphorisch abgefüttert wird. Gab es früher bescheidene Cafeterien, in denen man sich vom Einkaufsbummel ausruhen konnte, so sind mittlerweile die Lebensmittelabteilungen zu wahren Freßparadiesen angewachsen, wo man sich, das Vergnügen des Kaufens unterbrechend, der originären kindlichen Lust des Völlerns hingeben kann. So werden Nahrungsaufnahme und deren Substitut, der Einkauf, einander in unmittelbare Nähe gerückt.

VII.

Disney World ist überall. Die Miniaturisierung und Verkitschung der Welt wird zum zeitgenössischen Prinzip, nur scheinbar widerlegt im Hang zur Gigantomanie, die in Wahrheit ebenfalls verkleinert: den Betrachter nämlich. Hatte man bis ins 18. Jahrhundert Kinder als verkürzte Erwachsene wahrgenommen, so macht man heute Erwachsene zu großen Kindern.

Der Spätkapitalismus schafft sich den infantilen Charakter, der auf rasche Bedürfnisbefriedigung durch lustvollen Konsum aus ist, und die Ideologieproduzenten in den Medien verhalten sich affirmativ zu diesem Vorgang und zu den ihn vorantreibenden Verhältnissen, weil sie selbst infantil sind. Infantilität ist mehr und mehr geradezu Einstellungsvoraussetzung in Radio, Fernsehen und großen Teilen der Presse, wenn man auch andere Wörter dafür verwendet. Mit „Jugendlichkeit“ etwa ist in der Regel eigentlich Infantilität gemeint, also Verzicht auf (bzw. Unfähigkeit zu) Reflexion, Bereitschaft zum unüberlegten launigen Plaudern oder Schreiben, das sich selbst genug ist und keiner Inhalte bedarf, echtes Staunen über jede Mode aus Mangel an Geschichtskenntnissen und -erfahrungen. Der Haß, den Journalisten wie Klaus Bednarz oder Fritz Pleitgen auf sich ziehen, zielt auf deren Weigerung, sich diesem Infantilismus anzupassen. Man wirft ihnen Ernsthaftigkeit vor, die man zudem mit Humorlosigkeit gleichsetzt, weil sie die lustigen Seiten von Kriegen oder Umweltzerstörung nicht sehen. Das Kind, das die Zusammenhänge und Folgen nicht kennt, der Journalist, der jedes Ereignis losgelöst betrachtet wie einen Gag, mag in der Tat noch einem Gemetzel Komik abgewinnen.

Die Medienvertreter, die diese Infantilisierung vorantreiben, also wesentlich beteiligt sind an der Formung kritikloser Konsumenten, haben sich keinswegs einer Verschwörung angeschlossen. Sie sind sich ihres Tuns nicht bewußt, weisen jeglichen Vorwurf in dieser Richtung empört zurück, weil sie einerseits selbst bereits einer kindlichen Naivität verfallen sind, sich allzu eilig sekundären Publikumswünschen und erst recht den Anweisungen ihrer Vorgesetzten dienstbar machen und im übrigen davon überzeugt sind, professionell zu arbeiten.

Erwachsenwerden impliziert die allmähliche Herstellung von kritischer Distanz. Irgendwann erreicht das Kind ein Alter, da es sich „keine Märchen erzählen" läßt. Diese Entwicklung wird rückgängig gemacht durch die Abschaffung der öffentlichen Kritik. Im Kulturbereich ist dieser Vorgang evident in der Ablösung der Literatur-, Theater-, Film-, Kunst-, Musikkritik durch das Interview und die Reportage. Die Macher und ihre devoten Begleiter dürfen, ja sollen wieder unhinterfragt „Märchen erzählen". Die Berichterstattung geht im Status quo auf, statt ihn durch Kritik verändern zu wollen. Er soll hingenommen werden wie die Umwelt vom noch nicht entscheidungsfähigen Säugling.

VIII.

Ein bedeutsamer Unterschied zwischen dem Erwachsenen und dem Kind, nämlich die Fähigkeit, Konflikte zu ertragen oder zu lösen, war in Österreich noch nie sehr ausgeprägt und ist es auch in Deutschland weit weniger, als es das Stereotyp behauptet. Wo findet denn der kontrollierte Streit, die brillante Polemik statt, wo stellt sich denn eine oder einer dem Widerspruch, auch der Aggression? Die Wahrheit ist: Konflikte werden nicht ausgetragen, sie werden unter den Teppich gekehrt. Feindschaft wird meist verheimlicht (und die Heuchler halten das auch noch für eine höhere Stufe der Zivilisation). In der Regel verhält es sich wie in jener Keuner-Geschichte, in der ein Mitarbeiter Herrn K.s beschuldigt wurde, er nehme eine unfreundliche Haltung zu ihm ein. „Ja, aber nur hinter meinem Rücken", läßt der weise Brecht Herrn K. zur Verteidigung seines Mitarbeiters anführen.

Heuchelei ist die eine Möglichkeit. Die andere Form, die Austragung von Konflikten zu vermeiden, ist das Ignorieren. Da gibt es Menschen, die einander, einst vielleicht sogar befreundet, nicht mehr grüßen, sich gegenseitig nicht zu sehen vorgeben, als wäre der andere Luft. Die offizielle Variante hatten die vorgeblich sozialistischen Länder seit mehr als einem halben Jahrhundert vorgeführt: Wer den Mächtigen politisch nicht paßte, wurde zur Unperson, existierte einfach nicht und hatte auch nie existiert. Im privaten

Bereich gerät die Imitation dieses Musters zum infantilen, aber wirksamen Spiel: Man umgeht die Auseinandersetzung mit einer nicht geteilten Meinung, mit einem ungeliebten Menschen, indem man diesen nicht wahrnimmt.

Der utopische Gegenentwurf zu diesem kindlichen Verhaltensmuster: Es müßte doch möglich sein, heftig miteinander zu streiten und doch kultiviert miteinander umzugehen. Es müßte doch machbar sein, daß man seinen Gegner angreift und sich seinen Angriffen aussetzt, und daß man doch – nein, nicht unbedingt Respekt, aber den gemeinsamen Wunsch hat, auf dieser eng gewordenen Welt in einer Weise zusammenzuleben, die menschenwürdig ist. Erforderlich wäre eine Kultur der Feindschaft, die Spannungen aushält, diese artikuliert, ohne daß sie das Ende der Kommunikation bedeuten müssen.

IX.

Ein spezieller Aspekt der Infantilisierung wird erkennbar, wenn man einige Entwicklungen der jüngsten deutschen Geschichte zusammendenkt, anstatt sie isoliert zu betrachten. Die Generation der Väter der 68er wurde vorzeitig zum Erwachsensein gezwungen: Sie mußte ihre Jugend opfern, verlor sie an einen Krieg, der ihr die relative Freiheit und den Schutz versagte, den Jugendliche gemeinhin noch genießen. Mit ihrem Aufbegehren gegen die Nazivergangenheit der Väter erkämpften sich die 68er ihrerseits ihre Entlassung aus der kindlichen Geborgenheit des Elternhauses. Ihre Revolte gegen die väterliche Autorität war verbunden mit einer Verweigerung gegenüber der manipulativen Macht des kapitalistischen Konsumismus. (Insofern ist es unsinnig, eine psychologische oder psychoanalytische Interpretation der Vorgänge von 1968 gegen eine politische auszuspielen. Psychologische und politische Komponenten waren eng miteinander verflochten, und nur die Berücksichtigung der beiden ermöglicht eine Erklärung dafür, daß eine Generation einerseits individuelle Defizite mit bestimmten kollektiven Inhalten füllen konnte und anderseits zu Teilen so leicht wieder von diesen Inhalten abzurücken bereit und imstande war.)

Der Zusammenbruch des Sowjetsystems und damit, nur scheinbar, aber mit nachhaltiger Wirkung, der sozialistischen Utopien (die in Wahrheit für den größten Teil der

68er niemals jene waren, die die Sowjetunion für sich beanspruchte) lieferte den Vorwand, sich in Übereinstimmung mit der generellen Infantilisierung in die Kindheit zurückzubegeben. Indem viele 68er nun ihre eigenen wirklichen, eingebildeten oder von politischen Gegnern eingeredeten Fehler kritisierten, also ihre Aggressionen nunmehr statt nach außen gegen sich selbst richteten, konnten sie sich mit ihren Vätern, mit deren Nazivergangenheit und zugleich mit der kapitalistischen Konsumgesellschaft aussöhnen.

Im kulturellen Diskurs entspricht der Rehabilitierung der Väter die Wiederentdeckung und Aufwertung Ernst Jüngers. Daß man sich dabei auf Zeugnisse von Franzosen, also des „Feinds", berufen kann, erleichtert die Überwindung eines kaum mehr empfundenen Konflikts. Und für die neue Liebe zum Konsum stehen paradigmatisch die Plädoyers der einstmals – in der Nachbarschaft des zu Unrecht fast vergessenen Peter Brückner – so klugen und aufkläre-rischen Barbara Sichtermann für Seidenwäsche (weil deren Kontakt mit der Haut auch ästhetisch sensibilisiere!) und für den Massengeschmack im Fernsehen. Indem die 68er, selbst mittlerweile zu Müttern und Vätern geworden, ihre Eltern und den politischen Status quo heute zugunsten einer verwaschenen Harmonie von aller Kritik befreien, begeben sie sich von der einstmals angestrebten Selbstverantwortung in eine freiwillige Unmündigkeit. Sie regredieren in die Kindheit.

X.

Ein großer Teil der Weltliteratur handelt von den Tragödien, die entstehen, wenn sich erwachsene Menschen in kindischer Sturheit Ritualen unterwerfen: den Forderungen eines religiösen Opfers, einer Unmenschlichkeiten verlangenden Loyalität gegenüber sozial Höhergestellten, einem im Duell einzulösenden Ehrenkodex. Dem Infantilismus entspricht der neue Ruf nach Ritualen, verbindlichen Orientierungsregeln und nicht kritisierbaren Autoritäten, der Sektenmitglieder mit Altkonservativen wie Armin Mohler, Alfred Dregger und dem Papst und mit Neokonservativen wie Botho Strauß verbindet. Er sehnt sich nach einer Verlängerung des Status, in dem das Kind seine Verantwortung an die Mutter, später an den Vater und an Rituale eben – an die zuverlässige Periodizität von Fütterung, Auf-den-Topf-Setzen, später Weihnachten, Geburtstag – delegieren kann. Der Spätkapitalismus hat in der mehr oder weniger intelligenten Vernunftkritik, die diese Entwicklung vorbereitet hat, seinen adäquaten ideologischen Überbau gefunden.

Es steht außer Zweifel, daß die Umgangsformen nach und nach salopper, deren Konventionen weniger verbindlich geworden sind. Höflichkeit, die „Benimm-Regeln", die ein Kind traditionell erlernte, hatten zwei Funktionen: einmal des Ausdrucks und der Festigung von Hierarchien, dann der sozialen Rücksichtnahme. Während der aktuelle Ruf nach Verhaltensregeln die erste Funktion meint, ist die zweite im Zeichen des systemimmanenten Sozialdarwinismus in Wahrheit gar nicht mehr erwünscht. Wer sich nicht durchsetzen kann, soll zugrunde gehen. Schlagkräftige Ellenbogen werden als „Tüchtigkeit“ gewertet. Von den USA bis nach Ungarn, von Schweden bis Italien wird zunehmend offen und provokativ von der Notwendigkeit des Sozialabbaus, der Ermutigung der Einzelinitiative, der „Eigenschuld“ der (sozial) Schwachen geredet. Der Junge, der in der U-Bahn nicht mehr einer alten Frau seinen Platz überläßt, die Frau, die dem Nachrückenden die Tür ins Gesicht schwingen läßt, der Kinobesucher, der einem seine Füße mehr oder weniger auf die Schulter legt – sie spiegeln eine auf Rücksichtslosigkeit basierende Gesellschaftsordnung. Rituale, die diese Spielart von „Selbstverwirklichung“ unterbinden, die das Zusammenleben der Menschen regeln und die Schwächeren vor den Stärkeren schützen, haben jene nicht im Sinne, die den Werten einer durch Religion und Autorität normierten Gesellschaft nachtrauern.

XI.

Und so stehen die Renaissance der längst erledigt geglaubten Forderung von Wertfreiheit in der Wissenschaft, die süffisante „Neutralität" in den Feuilletons und den Sammelbänden der Zeitgeistverlage, die Einebnung aller Unterschiede in diversen öffentlichen Debatten wie etwa dem „Historiker-Streit" nur in scheinbarem Widerspruch zur Sehnsucht nach verbindlichen Normen, an die man sich halten kann. Der Verzicht auf Wertung ermöglicht die Rehabilitierung ausrangierter konservativer und reaktionärer Positionen. Der anhaltende Kampf gegen die *Political Correctness* (und nicht etwa nur gegen deren Auswüchse) dient dazu, ungerügt moralische Konventionen, die Schwächere schützen, zu überschreiten. Er wird ausschließlich gegen ursprünglich „linke" Standpunkte geführt. „Redeverbote" von rechts stören die PC-Bekämpfer nicht.

So ließ uns eine „100-Jahre-Kino-Mannschaft" in einem *SPIEGEL special* wissen, was sie für „die hundert besten Filme aller Zeiten" hält. Die neue deutsche Unbefangenheit, der Nolte in den Köpfen hat dabei voll zugeschlagen. Der sechstbeste Film aller Zeiten wäre demnach Veit Harlans *Opfergang* von 1944 – auf einer Liste, auf der *Panzerkreuzer Potemkin* ebenso wenig vorkommt wie *Citizen Kane,* Resnais ebensowenig wie Bergman oder gar Jancsó oder Tanner. Originalität um jeden Preis? Nein: Revisionismus auf dem Gebiet des Kinos. An anderer Stelle des Sonderhefts wird gehöhnt: „Veit Harlan gilt als politisch ausgesprochen unkorrekt, seit er für Goebbels Propagandafilme gedreht hat. Das ändert nichts daran, daß er einige der besten deutschen Filme inszenierte. Wie man an dem düsteren Hamburg-Melodram *Opfergang* sehen kann." Veit Harlan gilt als, ist also nicht, was durch die Hinzufügung eines „ausgesprochen" noch einmal unmißverständlich ironisiert wird. Man wird sich schließlich nicht von irgendwelchen Tugendterroristen verbieten lassen, einen der übelsten Propagandisten des Dritten Reichs für einen großen Künstler zu halten.

Nachdem uns die feministische Theologin Ranke-Heinemann bereits wissen ließ, daß Hitler keinen schlechten Geschmack bewiesen habe, da er den ästhetischen Wert von Arno Brekers Bildhauerei erkannte, lud uns die Schnöselgeneration des *SPIEGEL* ein, neben solchen allseits beliebten Jahrhundertwerken wie *The Graduate* und *All The President's Men,* wie *Drei Unteroffiziere* und *The Terminator* (Platz 31) *Opfergang* in unseren Kanon aufzunehmen, zu dem bislang eher *Jules und Jim* oder *Odd Man Out* gehörten. Die Kinder wollen spielen, und da lassen sie sich nicht mit einem Schwarzen Mann namens Political Correctness, den sie zunächst selbst erfunden haben, einschüchtern.

Bemerkenswert scheint, daß Rituale fürs Leben moniert werden, sie aber dort, wo sie ihren Platz hätten, in den Künsten nämlich, mehr und mehr verloren gehen. Statt, wie etwa bei der Commedia dell'arte oder dem Kabuki, fürs Verständnis die Erlernung eines dem Theater eigenen Zeichensystems zu verlangen, begnügt sich das westliche Gegenwartstheater mit der Adaption der dem „gesunden Menschenverstand" unmittelbar plausiblen semantischen und syntaktischen Regeln des „wirklichen Lebens" und verzichtet somit auf eine Autonomie der Kunst, die mehr an Kenntnissen und Kombinationsfähigkeit erfordert als die vom Kind erworbene Lebenserfahrung.

XII.

Könnte es nicht sein, daß es einen Zusammenhang gibt zwischen der zunehmend geringeren Bereitschaft, sich auf andere Menschen einzulassen, sich mit dem Fremden vertraut zu machen, und einer medienverstärkten Sozialisation der permanenten Suche nach dem schnellen Glück? Es geht eben nicht spurlos an den Menschen vorüber, wenn sie tagaus tagein konditioniert werden zu unmittelbarer Bedürfnisbefriedigung, wenn Frustrationstoleranz nicht mehr erlernt wird, wenn stets ausgewichen wird auf neue Reize oder die Wiederbegegnung mit dem Bekannten. Die Aneignung von neuen Codes (im kommunikativen Verhalten, in der Kunst) ist mühsam. Sich der Mühe zu unterziehen, erbringt auch Belohnung. Das ist eine kulturelle Erfahrung, die heute verloren zu gehen droht. Und weil da mächtige Interessen involviert sind, weil das Verhaltensmuster des Zappens den Umsatz steigert, wird, wer diesen Verlust beklagt, gemeinhin als Kulturpessimist verspottet oder als altmodisch belächelt. Sei's drum.

Zu den tatsächlichen Mißverständnissen von 1968 gehörte die Mißachtung der bürgerlichen Bildung. Sie hatte ihre Gründe, sogar ihre historische Berechtigung. Sie meinte die Dünkel einer reaktionären Akademikerschaft, das Herrschaftswissen der Privilegierten, die Verachtung, die die Bourgeoisie ihrerseits plebejischen Kulturformen entgegenbrachte. Aber sie drückte sich ungenau aus, weil sie die Dialektik der bürgerlichen Ideologie damals noch nicht begriff.

Sie sah nicht, daß das Großbürgertum schon bereit war, das lange mitgeschleppte Ideal der humanistischen Bildung über Bord zu werfen zugunsten eines profitablen Nutzendenkens. Was die Studenten damals mit dem Schlagwort „Gesellschaftliche Relevanz" forderten, wurde mittlerweile längst zur „Verwertbarkeit" pervertiert. Was den Interessen der Unterprivilegierten dienen sollte, wird heute programmatisch der Profitvermehrung zugeführt (auch wenn man es „Schaffung von Arbeitsplätzen" nennt). Es mußte die für viele bittere Erfahrung gemacht werden, daß jene, die die kapitalistische Gesellschaft wenn nicht abschaffen, so doch humanisieren wollten, zu nützlichen Idioten des Kapitals wurden. Es war nicht der Studentenprotest, sondern das Vorbild der Harvard Boys, was schließlich die sympathische, aber keineswegs systemgefährdende Hemdsärmeligkeit gegen die Talare an den Universitäten durchsetzte. Es war nicht die antiautoritäre Bewegung, sondern die IBM-Ideologie, was einen mobileren Akademikertypus hervorbrachte, der rasch verfügbar, vielseitig einsetzbar und daher in einer Zeit ständig erneuerter Technologien am günstigsten ausbeutbar ist. Was darüber hinaus an Hochschulreformen durch die Studentenbewegung bewirkt wurde, nimmt man in Deutschland wieder zurück, mit einer Dreistigkeit, an der gemessen noch die frechsten antiautoritären Aktionen artig erscheinen.

Leichtsinnig verzichtete die Linke auf traditionelle Bildungswerte, und heute muß sie fassungslos zusehen, wie die geistes- und sozialwissenschaftlichen Studiengänge einer industriefreundlichen Bevorzugung der technischen Fächer geopfert werden. Die „Humaninvestitionen" des Staates müssen, nicht anders als Sachinvestitionen, dem Kapital zuletzt etwas einbringen. Da ist die humanistische Bildung Ballast, allenfalls Zulieferer für jenen Rest von Prestigebedürfnis, das noch nicht durch Traumtheater und Varietés, durch Musicals und Erlebnisgastronomie abgedeckt ist.

Nein, man muß 68 nicht abschwören, wenn man in diesem Punkt umdenkt. Wenn die Linke heute die humanistischen Bildungswerte gegen jenes Bürgertum verteidigt, das sie einst als ideologischen Überbau benötigte, wenn sie sozusagen die Rolle des Citoyen von 1789 gegen den Bourgeois einnimmt, so bleibt sie ihrem traditionellen Ziel der Errichtung einer gerechten Gesellschaft, in der der Mensch nicht nur Material, nicht nur ein Faktor in der Produktion ist, treu. Mit Entertainment allein wird das nicht zu schaffen sein. Das haben auch jene begriffen, die das Entertainment als Waffe, in ihrem Sinne, einsetzen.

Exkurs über den Sozialismus

Da voraussehbar ist, daß die Apologeten des Kapitalismus dieser Kritik unterstellen werden, sie trauere dem sowjetischen Gesellschaftsmodell nach (eine Argumentationsstrategie, mit der man das Tabu der Kapitalismuskritik aus dem Kalten Krieg in die Gegenwart herüberzuretten versucht), sei ein Blick zurückgeworfen auf ein System, das notwendigerweise zusammenbrach – was niemand weniger bedauern sollte als ein Sozialist.

Die Chance, die 1968 noch bestand: dem Sozialismus, der keiner war, einen wirklichen gegenüberzustellen – diese Chance besteht heute in Tschechien und der Slowakei nicht mehr, und sie ist wohl international für Jahrzehnte aus dem Spielplan der politischen Möglichkeiten gestrichen.

Denn mittlerweile ist die Welt jenem Etikettenschwindel aufgesessen, der aggressiv aufrecht erhalten wird in all den Diskussionen über das angebliche Scheitern des Kommunismus. Die Wahrheit ist: Der Kommunismus konnte nicht scheitern, weil es ihn noch nirgends gab. Die Wahrheit, die man längst wissen und benennen konnte, lautet: Die Sowjetunion war seit den dreißiger Jahren keine sozialistische, sondern eine antisozialistische Großmacht. Es hätte nicht erst der militärischen Niederschlagung eines sozialistischen Regimes, nämlich dem des Prager Frühlings, bedurft, um das erkennbar zu machen, und so hat es durchaus seine Logik, wenn Stalin im Zusammenhang mit dem Nichtangriffspakt bereit war, dem Antikominternbündnis beizutreten. Noch Gorbatschow, vor die Wahl gestellt, das von ihm bis dahin abgelehnte Mehrparteiensystem zuzulassen oder die litauische KP und Litauen in die Unabhängigkeit zu entlassen, entschied sich für die Möglichkeit, die den russischen Großmachtinteressen zu dienen schien.

Die Sowjetunion hat seit Mitte der dreißiger Jahre immer nur ihre Großmachtinteressen vertreten. Daran ändert auch die Tatsache nichts, daß diese Großmachtinteressen bei der Bekämpfung des Nationalsozialismus im Zweiten Weltkrieg zeitweilig in Deckung kamen mit den Interessen aller Demokraten in der Welt. Und wenn die Sowjetunion unter Gorbatschow in den Satellitenstaaten den Sturz der kommunistischen Alleinherrschaft zuließ, so war dies nichts anderes als der verspätete Ansatz zur Auflösung eines Kolonialreichs, aus Einsicht in die Notwendigkeit. Gorbatschows Leistung war es zu erkennen, daß die russischen Großmachtinteressen durch das Engagement in den Warschauer-Pakt-Staaten eher belastet als befördert wurden. Seine – allerdings hilflose – Strategie galt der wegen eines bevorstehenden Bankrotts unabdingbar gewordenen innenpolitischen ökonomischen Sanierung. Demokratische Reformen waren ihm dabei lediglich notwendiges Mittel, nicht Zweck. Wenn es denn nicht anders zu gehen schien, war man auch unter Gorbatschow zu blutigem Terror bereit, wie etwa in Tbilisi.

Widerwärtig sind sie schon, jene russischen Heuchler, die geschwiegen hatten, als Wladimir Woinowitsch die Zensurpraktiken der sowjetischen Rechteverwalter kritisiert hatte, als er aus dem Schriftstellerverband ausgeschlossen wurde und er ins Ausland gehen mußte, die geschwiegen hatten, als nur wenige Häuser von Woinowitschs Moskauer Domizil entfernt dessen Kollege Pjotr

Bogatyrjow vor seiner eigenen Wohnungstür erschlagen wurde von Rowdies, die trotz Diensthabenden in jedem Stiegenhaus, trotz effizienter Geheimpolizei im ganzen Viertel nie entdeckt wurden, die schon zuvor geschwiegen hatten, als Solschenizyn diffamiert wurde, und auch, als Daniel und Sinjawskij für Jahre ins Lager geschickt wurden. Alle, alle prosteten sie in den späten achtziger Jahren Glasnost und Perestrojka zu, die, unterstützt von ihren mittlerweile ebenso eifrig die Glasnost verkündenden Taschenträgern im Westen, kurz zuvor noch keine Anstrengung unterlassen hatten, um Glasnost und Perestrojka zu verhindern, die Kritiker denunziert und davon profitiert hatten, daß anderen jegliche Glasnost verweigert wurde.

Es dauerte nur wenige Jahre, bis auch diese Heuchler die „Fehler" Gorbatschows entdeckten, dem sie noch zugejubelt hatten, als er wütete, jene Georgier, die ein unabhängiges Georgien forderten, betrieben eine antisowjetische Politik. Daß genau diese Möglichkeit, nämlich der Austritt einer Sowjetrepublik aus der Föderation, in der sowjetischen Verfassung vorgesehen war, hatten sie geflissentlich Jahrzehnte lang übersehen. Sie wollten sich und anderen nicht eingestehen, daß die Verfassung das Papier nicht wert ist, auf dem sie steht, wenn Glasnost und Perestrojka dort ihre Grenzen haben, wo es um die russische Vormachtstellung auf einem Sechstel der Erde geht. Die Sowjetunion hat bis zum Ende ihres Bestehens die imperialistische Politik des zaristischen Rußland ungebrochen fortgesetzt, und Jelzins Rußland zeigt wenig Bereitschaft, diese Tradition zu beenden.

Der Kommunismus diente den Herrschenden über Jahrzehnte hinweg ebenso als Rechtfertigungsideologie wie die Freiheitsideologie dem amerikanischen Kapital, und ebenso wie dieses hatten sie zu ihrer Ideologie ein absolut zynisches Verhältnis. Dies allein erklärt die unter Gorbatschow offensichtlich gewordene Doppelmoral, die, politisch betrachtet, wirklich das kleinste Problem war und allenfalls so lächerlich, als hätte man den Papst in einem Chambre Separée ertappt.

Die Rechte aber im Westen hat stets dankbar den Etikettenschwindel aufgenommen. Was konnte den Sozialismus abschreckender erscheinen lassen als die Realität der sich sozialistisch nennenden antisozialistischen Staaten im sowjetischen Machtbereich? So haben die Reaktion im Westen und die Kommunisten, also die Reaktion im sowjetischen Einflußbereich, gemeinsame Sache gemacht, und jeder, der ein wenig Einblick hatte, weiß auch, wie gut deren Repräsentanten „miteinander konnten".

Vielleicht hätte es, was die Tschechen und Slowaken betrifft, noch eine ganz minimale Chance gegeben, wenn schon nicht für den Sozialismus, so wenigstens für die Sowjetunion etwas Sympathie zurückzugewinnen, wenn sich deren Staatsmänner *vor* dem brutalen Polizeieinsatz am 17. November 1989, der die längst fällige „sanfte Revolution" in der CSSR mehr auslöste als verursachte und von dem man in Prag – zugegeben: im internationalen Vergleich übertrieben – nur als dem „Massaker" spricht, für den Einmarsch ihrer Truppen im Jahre 1968 entschuldigt hätten. Danach war es zu spät. Von jenen aber, die hierzulande diesen Einmarsch rechtfertigten, fehlt bis heute jede Entschuldigung. Dafür diskutieren sie umso eifriger mit über das angebliche Ende des Kommunismus.

Denn da besteht mediale Einigkeit wie selten: Der Sozialismus hat ausgespielt, ade, auf Nimmerwiedersehen. Der *Spiegel,* der es ja wissen muß, dekretiert im Mai 1995: „Das politische Versagen des Sozialismus" – nicht der Sowjetunion, nicht des Sowjetsystems, sondern des Sozialismus! – „ist doch längst Geschichte." Und selbst dem beredten, klugen Peter Turrini fällt darauf nichts anderes ein als dies: „Das mag ja sein, aber die beschissenen sozialen Verhältnisse sind es nicht." Wenn aber die beschissenen sozialen Verhältnisse, die der Kapitalismus geschaffen und zu verantworten hat, nicht Geschichte sind, dann hat auch die Alternative, die diese Verhältnisse zu beseitigen verspricht, eine Zukunft. Und wie soll die heißen, wenn nicht Sozialismus? Der Konsens aber lautet: Ungarn, Polen, die Tschechoslowakei, die DDR, Rumänien, die Sowjetunion – sie haben es bewiesen: Ohne Marktwirtschaft läuft nix, wo die Menschen nicht konkurrieren, von Karrieren und Millionenprofiten durch Eigeninitiative träumen dürfen, ist der Terror bereits eingeplant. So viel kapitalistische Selbstgerechtigkeit war selbst dem Glossisten Finis (wer immer das sein mag) in der liberalen *ZEIT* ein Ärgernis. Einen Leitartikel von *FAZ*-Fest nahm er zum Anlaß, daran zu erinnern, daß die kommunistische Idee ja vielleicht auch ein paar kleine Verdienste zu verbuchen habe. Das hätte er nicht tun sollen. Schon in der darauffolgenden Nummer pfiff ihn Gerd Bucerius himself zurück. Nix da, „nicht nur die soziale Marktwirtschaft ist die Antwort auf die kommunistische Idee, sondern die Demokratie".

Dürfen wir die Gegenrechnung zu der von Bucerius eröffnen? Bittesehr: Wenn Stalin auf das Konto der Planwirtschaft geht, dann geht Hitler – hat man das hierzulande schon vergessen, weiß man wirklich nicht mehr, wer zwischen 1933 und 1945 zahlte und wer reich wurde? – auf das Konto der Marktwirtschaft. Die Marktwirtschaft (in Milton Friedmans Version aus dem „größten kapitalistischen Land, den Vereinigten Staaten", das, wie Bucerius richtig feststellt, ganz ohne die Hilfe der Sozialdemokratie auskommt) war die Grundlage für den Terror von Pinochets Militärjunta, für Massenmorde, für Folter, für Schlimmeres als die Unterdrückung des Expressionismus. Herr Bucerius hätte mal einen Blick auf die politische Weltkarte werfen sollen. Woher bezog er das Vertrauen, daß es eine Liaison zwischen Marktwirtschaft und Demokratie gebe? Es geht hier nicht um die Entschuldigung der stalinistischen Verbrechen. Aber so zu tun, als wäre die Marktwirtschaft der Hort der Humanität, ist pure Heuchelei. Die historische Wahrheit korrigiert nicht einen angeblich veralteten Marxismus zugunsten jener noch viel älteren Ideologie, die Marx kritisierte. Und man muß sich einmal mehr fragen, ob es dem westlichen Kapital und ihren politischen Vasallen wirklich um Menschenrechte geht, wenn sie Hilfe für die jetzt in Umwälzung befindlichen Staaten davon abhängig machen, daß diese die Privatisierung schneller vorantreiben.

Wenn ein Haus, dessen Wände Dioxin ausatmen, abgerissen und durch ein Haus ersetzt wird, dessen Wände mit Asbest gefüttert sind, wenn sich nun herausstellt, daß Asbest den Menschen schadet, so ist doch das Dioxinhaus dadurch nicht wohnlicher, nicht weniger verseucht geworden.

Es gibt kaum ein plastischeres Symbol für die gegenwärtige Lage als die Stücke des Stacheldrahtverhaus von der ungarisch-österreichischen Grenze, die zu teuren Preisen in der westlichen Welt verkauft werden. Muß die Freude über den Abbau von Freiheitsberaubung einhergehen mit Freude über die Inhumanität eines Systems, das alles zur Ware macht?

Die Sowjetunion, China und die Staaten in ihrem Machtbereich haben mit Sozialismus seit fünf Jahrzehnten nicht mehr zu tun gehabt als die Kreuzzüge oder Francos katholisches Spanien mit dem Christentum.

Die sozialistische Idee muß vor den Kommunisten, die

Antikommunismus produzierten, indem sie die Sowjetunion kommunistisch nannten, gerettet werden wie vor den Apologeten der kapitalistischen Marktwirtschaft mit der selektiven Katastrophenwahrnehmung. Der Sozialismus hatte noch keine wirkliche Chance. Was seine kommunistischen und antikommunistischen Gegner als Sozialismus ausgaben, beweist nichts gegen den Sozialismus, den es erst zu erkämpfen gilt. Aber es macht auch den Kapitalismus nicht zu jenem Idyll, als das ihn uns Leute wie Bucerius ausmalen. Es ist wahr: Die demokratischsten, vergleichsweise humansten Gesellschaften wurden bisher in jenem Teil der Welt ermöglicht, in denen Marktwirtschaft herrscht. Das ist keine Aussage über Ursache und Wirkung. Es darf nicht vergessen lassen, welche immensen Opfer auch marktwirtschaftlich organisierte Staaten gekostet haben und kosten. Und es darf nicht den Blick darauf verstellen, daß mehr, weit mehr Demokratie möglich ist, als wir bisher kennen. Ob sie ausgerechnet durch die Marktwirtschaft garantiert wird – daran sind immerhin Zweifel erlaubt.

Diese Zweifel sind allerdings hierzulande unterentwikkelt. Es ist einer politischen Kultur, deren Regeln von den Herrschenden (man verzeihe das aus der Mode gekommene Wort: die damit Bezeichneten gibt es nach wie vor, sie sind keineswegs aus der Mode gekommen!) bestimmt werden, gelungen, der Marktwirtschaft einen de-facto-Verfassungsrang zu verschaffen, obwohl zum Beispiel die Verfassung der Bundesrepublik Deutschland die Möglichkeit der Vergesellschaftung nicht nur von Grund, Boden und Naturschätzen, sondern auch von Produktionsmitteln vorsieht. In den Köpfen der Bundesdeutschen und der Österreicher, in den konservativen ebenso wie in den ökologistischen, hat sich die Meinung festgesetzt, daß der Staat der Hauptfeind Nummer eins sei. Und bei vielen ergänzt sich diese Ansicht mit der kritiklosen, subalternen Übernahme jenes Selbstverständnisses einer arroganten und unverschämt hartnäckigen Industrie, daß der Allgemeinheit diene, was für sie gut sei.

Dabei wird immer wieder verdrängt, daß die Repräsentanten des Staates im Gegensatz zu den Entscheidungsträgern in der Industrie immerhin abwählbar sind. Als etwa durch einen Fernsehreport von Gert Monheim publik wurde, daß Antidepressiva der Firma Hoechst weiter in den Handel kamen, nachdem man längst von Todesfolgen dieses Präparats wußte, ging es dem Verantwortlichen im Bundesgesundheitsamt, der es versäumt hatte, ein Verbot zu erlassen, zu Recht an den Kragen. Die Aktionäre der Firma Hoechst aber, die mit rüden Zwischenrufen und Pfiffen einen Warner bei der Aktionärsversammlung vom Podium getrieben hatten, werden nicht nur nicht zur Verantwortung gezogen, sie verdienen weiterhin an Arzneien, deren Sinn und Wirkung zumindest umstritten sind.

Und all dies wird als selbstverständlich hingenommen, kaum ein Sozialdemokrat oder Grüner wagt es öffentlich, selbstbewußt den Staat (mit all seinen Schwächen, die zu bekämpfen sind) gegen eine kriminelle Industrie zu Hilfe zu rufen. Es regt keinen mehr auf, wenn die Profite zwar eingestrichen, die Verluste aber vergesellschaftet werden (und was in der Privatwirtschaft zum Alltag gehört, wird von Politik und Medien ausgeschlachtet, wenn – was nicht beschönigt werden soll – ein Gewerkschaftsunternehmen so verfährt), und selbst das Kavaliersdelikt der Steuerhinterziehung, vorausgesetzt sie geht in die Millionen, erscheint lächerlich im Vergleich zur Bedrohung unserer Ordnung, die von einem Ladendiebstahl ausgeht.

Die heilige Kuh der Marktwirtschaft ist wohl das stärkste Tabu in der Bundesrepublik Deutschland, in der deren eifrigste Befürworter auch das Dritte Reich mit Profit hinter sich brachten. Als John Kenneth Galbraith vom deutschen Fernsehen einmal gefragt wurde, ob die Marktwirtschaft die anstehenden Energieprobleme lösen könne, winkte der nur ab: „Die Marktwirtschaft ist das letzte Refugium für romantische Gemüter." Und schon schüttelte der Leiter des einst für seine Widerborstigkeit berühmten Magazins mißbilligend sein Haupt: Dem würde der (damalige) Bundeskanzler gewiß nicht zustimmen. Man mag ja zu Helmut Schmidt stehen, wie man will; ihn aber als ökonomischen Theoretiker gegen Galbraith antreten zu lassen, bedarf schon einer etwas fragwürdigen Unverfrorenheit oder eines staatshörigen Opportunismus.

Der schon zitierte langjährige *ZEIT*-Herausgeber Bucerius, der seine liberale Objektivität ständig wie eine Monstranz vor sich her trug, aber kein Geheimnis daraus macht, daß er als Unternehmer „gut gefahren" sei, deklarierte die Marktwirtschaft apodiktisch zur bestmöglichen Wirtschaftsform und lobte „die Klugheit Adenauers und die Einsicht einiger Sozialdemokraten wie Carlo Schmid und Georg Zinn" (man beachte die feinsinnige Nuancierung in der Wahl der Substantive), weil sie „die Festschreibung einer sozialistischen Ordnung verhindert" haben. Und überall geistert ein merkwürdiger Gleichgewichtsbegriff durch das bundesdeutsche und österreichische öffentliche Leben – eines Gleichgewichts nämlich zwischen einem Häufchen Unternehmer und Millionen Menschen, die man heute euphemistisch Arbeitnehmer nennt. Auf jede Frage an einen von diesen Millionen folgt in der öffentlich-rechtlichen Ausgewogenheit eine an einen von den Hundert.

Unser Gewährsmann Gerd Bucerius sinnierte einst anläßlich der Ölkrise: Wenn es der Autoindustrie schlecht ginge, könnte sie nicht mehr inserieren und die Zeitung müßte den redaktionellen Teil verdünnen. Das impliziert: wer eine freie Presse will, darf nicht gegen das Auto polemisieren. Einschränkungen mögen unvermeidlich sein – ein Gedanke, der angesichts des staatlich konzessionierten Massenmordes auf den Straßen, an dem gemessen AIDS eine publizistisch skandalös ausgeschlachtete Lappalie darstellt, wohl nicht ganz zu vermeiden ist –, prinzipielle Alternativen jedoch kommen nicht in Betracht. Kein Wort davon, daß man die Presse aus dieser Industrieabhängigkeit herauslösen könnte. Etwa indem man die Autoindustrie sehr viel höher besteuert (z.B. um den Betrag, den sie bisher in Inserate investierte – es handelt sich um viele Millionen DM wöchentlich) und das so gewonnene Geld zur Förderung der demokratischen Presse verwendet. (Wie frei ist überhaupt eine Presse, die sich fürchten muß, einen Industriezweig zu kritisieren?) Es ist doch klar, daß selbst ohne Anzeigen weiterhin Autos verkauft würden, wenn auch nicht gerade die einer bestimmten Marke. Aber ist das ein Problem von öffentlichem Interesse? Und wenn es tatsächlich der Autoindustrie schlecht geht wegen einer autofeindlichen Propaganda – warum sollte das von den Kunden eingesparte Geld nicht auf anderem Wege auch der Presseentfaltung zugute kommen? Fragen, die auch im Kontext der aktuellen Sponsorendebatte angebracht scheinen, die geführt wird, als wäre die Marktwirtschaft ein Naturgesetz.

Wo steht denn geschrieben, daß Industriemanager in der Business Class herumfliegen, in Hotels für 500 DM übernachten und das Taxi für das einzige städtische Verkehrsmittel halten müssen, daß Milliardenbeträge in aufwendige Werbung, kostspielige de-facto-Bestechungen und gigantische PR-Aktionen fließen müssen (Kosten, die selbstverständlich vom Verbraucher bezahlt werden), während

Lehrer trotz zu großen Klassen und ausfallenden Unterrichtsstunden arbeitslos bleiben oder an Universitäten, Krankenhäusern, Resozialisierungseinrichtungen etc. in häufig grotesker Weise gespart wird? Daß und wieweit die Industrie mit ihren Riesenprofiten Arbeitsplätze bewahrt und schafft, erweist sich nicht selten als ein unkontrollierter Mythos. Und zählen die Arbeitsplätze, die man durch erheblich höhere Besteuerung der Industrie für öffentliche Aufgaben einrichten könnte, nichts?

Verweist man auf Länder, in denen die Marktwirtschaft (noch) nicht zu einem unkritisierbaren Allerheiligsten aufgebaut wurde, wo entscheidende Teile der Schwerindustrie oder des Bankwesens verstaatlicht sind, so wird in der Regel mit dem Hinweis auf Filz und Parteieneinfluß gekontert. Gewiß, unschöne Erscheinungen. Nur: die hat man ja in der Bundesrepublik Deutschland außerdem. Es ist doch keineswegs so, daß die Profitinteressen privater Unternehmer diese Mißstände verhindern könnten. Im Gegenteil. Die Verflechtung der staatlichen Interessen mit den partikulären Interessen der Industrie hat zu Verfilzungen und Korruptionen völlig neuen Ausmaßes geführt. So hat es durchaus seine Logik, wenn die Industrie den Bundesnachrichtendienst oder die Parteien aushält. Und die da mit verzerrtem Gesicht so taten, als hätte sich Unerhörtes ereignet, als diese Zuwendungen ans Tageslicht kamen, quittieren seit langem mit Schweigen wenn nicht mit Zustimmung die engere Anbindung der Hochschulen an die Industrie, die Abhängigkeit der Erteilung öffentlicher Mittel für Forschung und Lehre von Beteiligungen privater Unternehmen, damit also die Verknüpfung der auch aus Steuermitteln finanzierten Wissenschaft mit den Profitinteressen einzelner und somit das Ende der Hochschulautonomie. Und auch wer die Illusion hatte, privater Rundfunk würde davon gewinnen, daß er sich von den Einflüssen der Parteien freimachen könnte, mußte sich mittlerweile eines Besseren belehren lassen.

Kontrolle der staatlichen Instanzen ist also auf alle Fälle erforderlich. Eine (wirklich freie) Presse, zum Beispiel, ist dafür eher zuständig als die ewige Beschwörung der Marktwirtschaft, die Kriminalisierung einer Haltung, die als „industriefeindlich" qualifiziert wird. Kritik an einem Boss gilt in der Bundesrepublik als Majestätsbeleidigung und wird im Effekt nicht anders hintertrieben als früher Kritik an Politikern in der DDR.

XIII.

Bei der Übertragung des kapitalistischen Konsumprinzips auf die Kultur ergibt sich das scheinbare Paradox, daß der Reichtum ärmer macht, daß das Überangebot die Wahrnehmung nicht schärft, sondern zerstört. Es ist, wie wenn man ein Kind in eine üppig ausgestattete Konditorei führt und ihm erlaubt, so viele Kuchen und Torten zu verzehren, wie es in einer Stunde verdrücken kann. Es wird sich einerseits mit nachhaltiger Wirkung überfressen und anderseits frustriert sein angesichts all der Leckereien, für die die Zeit nicht reichte. Das Prinzip der Anhäufung, die Logik des Sommerschlußverkaufs ist der Kunst feindlich. Vonnöten ist eine Kontinuität des kulturellen Angebots, eine Verfügbarkeit, die Zeit läßt zur individuellen Verarbeitung. Monumentale Feste galten stets als charakteristische Selbstfeiern totalitärer Staaten. Der Kapitalismus ist mittlerweile totalitärer, als man sich gemeinhin eingesteht. Und seine Agenten brauchen gar nicht erst Daten und Geheimnisse zu sammeln, um Menschen zu kontrollieren. Sie vernichten auf subtilere Weise Kritikfähigkeit und Sinnlichkeit des selbstbestimmten Menschen und berufen sich noch auf dessen Einverständnis. Sie nehmen, wo sie zu geben scheinen. Was nicht ausschließt – und das ist einer der vielen immanenten Widersprüche –, daß es bei Veranstaltungen, die diesem Prinzip folgen, trotzdem große und schöne Momente für den einzelnen geben kann.

Kinder unterscheiden nicht zwischen dem Signifikanten und dem Akzidentellen. Für sie ist alles gleich wichtig. Fragt man heute, was es Neues gebe, wird einem von Medien wie im privaten Gespräch undifferenziert alles erzählt, was passiert, keineswegs nur das, was den Namen „Neuigkeit" verdient. Die sich häufenden Magazinsendungen des Fernsehens und des Hörfunks reihen Belangloses an Bedeutsames, Arbiträres an Wesentliches, die Illustrierten gewichten Tratsch wie Ereignisse von weitreichender politischer Konsequenz, die Lokalteile der Tageszeitungen melden den Ausspruch des Bürgermeisters bei einer Cocktailparty gleichwertig mit dem Beschluß des Gemeinderats, der jahrelang für die Stadt Folgen haben wird. Das kindliche Geplapper, die Unfähigkeit, Hierarchien herzustellen im Mitteilenswerten (oder eben nicht Mitteilenswerten), prägt unsere Erwachsenenwelt.

Die öffentliche Verarbeitung von gesellschaftlicher Wirklichkeit bemüht sich zunehmend darum, alles auf den einfachsten Nenner zu bringen anstatt zu differenzieren. Alle drei Jahre entdeckt man eine neue „Generation". Alljährlich werden die „Trends" aufgelistet. (Deutschlands Trendverwalter heißt Matthias Horx und repräsentiert wie kein zweiter selbst einen, allerdings schon recht lange anhaltenden Trend: von der mehr oder weniger materialistischen Kritik zur angepaßten, gut bezahlten Befriedigung von Scheinbedürfnissen einer gelangweilten Schickeria.) So erfahren wir, was wir immer schon dringend wissen wollten: welche Mode, welche Hunde, welche Filme, welche Rockmusik, welche Speisen „man" zur Zeit besitzt, ansieht, hört, ißt. Angestrebt oder jedenfalls ermöglicht wird damit eine Orientierung durch Fremdbestimmung statt selbstbestimmter Unterscheidung.

In den USA, in denen diese Entwicklung etwas weiter

fortgeschritten ist als in (West-)Europa, wo aber erfahrungsgemäß durchgespielt wird, was bald darauf auch bei uns auf der Tagesordnung steht, reflektiert der Buchmarkt dieses provozierte Streben nach schneller Orientierung und vereinfachter Information. Das Sachbuch ersetzt die Wissenschaft, die Behauptung die Analyse, die simple Formel oder das Diagramm die Beschreibung.

XIV.

Selbst ein scheinbar vom Markt so unabhängiges Gebiet wie die Wissenschaft allerdings unterwirft sich mehr und mehr Moden. Die Universitäten, in Deutschland und Österreich jedenfalls dem allgegenwärtigen Zwang zur Konkurrenz entzogen, verhalten sich mehr und mehr wie Industrieunternehmen. In dem Maße, in dem sich der Wissenschaftsbetrieb dem Entertainment nähert, sehen sich beamtete und gut besoldete Hochschullehrer verführt, einerseits „Erkenntnisse“ abzusondern wie das Fließband Autos oder Damenstrümpfe, anderseits der nach Verkauf drängenden Ware – etwa dem Computer – jene Scheintheorie beizugeben, die sie auch für weniger konsumfreudige Schichten attraktiv macht. Für die Geistes- und Sozialwissenschaften ist das eine relativ junge Entwicklung. Die technischen Disziplinen haben sich längst mit einer geradezu schamlosen Unbefangenheit den Interessen der Industrie dienstbar gemacht.

Nichts fürchten manche Wissenschaftler mehr als den Verdacht, sie könnten nicht mehr „am laufenden“ sein. Was sie gestern noch interessierte, darf heute nicht mehr erforscht werden, wenn es die Mode anders will. So wird anpasserische Wendigkeit mit Lernfähigkeit verwechselt. Und weil sich neue Erkenntnisse nicht beliebig gewinnen lassen, begnügt man sich mit der Erfindung von neuen Terminologien, die dann freilich umso heftiger und mit umso größerem Brimborium forciert werden müssen. Solche Modedenker wie Virilio, Flusser, Kittler oder Bolz haben es zwar erfolgreich geschafft, immer wieder zitiert zu werden. Wenn man freilich nachfragt, was sie denn eigentlich Neues entdeckt hätten, was man nicht schon vorher, wenn auch mit anderen Worten, hätte lesen können, bekommt man keine Antwort. Wie Kinder, zur Theoriebildung naturgemäß noch unfähig, bereits äußerst produktiv sind im Erfinden von Namen für alles mögliche, so liefern die Wissenschafts-Stars ständig neue Begriffssysteme, die nichts, außer dem längst Bekannten, beschreiben oder erklären. Man wähnt sich an der vordersten Front der Forschung und japst doch nur dem modischen Mainstream hinterher. Der Jargon ist die Botschaft.

Dieser neue Typus des Wissenschaftlers, der vom „zerstreuten Professor“ seligen Angedenkens so weit entfernt ist wie ein Porsche vom Spazierstock und eine Sonnenbank vom Studierzimmer, gibt Kumpanei mit dem Bestehenden als Zeitgenossenschaft aus, propagiert und zeigt vor, wie man sich scheinbar zwangsläufigen Entwicklungen ausliefert unter Verzicht auf handelndes Eingreifen, also auf eben das, was den Menschen erst so recht ausmacht. Sein offensiver Opportunismus verkündet unablässig: weil es so ist, ist es gut. Wer das nicht akzeptiert, ist hoffnungslos „out“.

Exkurs über Bertolt Brecht

Die selbstbetrügerische Beschwichtigungformel lautet, die massiv ausgebrochene Sympathie für traditionell als „rechts" geltende ordnungspolitische Vorstellungen bei Intellektuellen, die man bis vor kurzem noch für Linke hielt, das dringende Bedürfnis mancher geläuterter 68er, salbungsvoll, wenn auch wenig originell von den „guten Seiten des Konservatismus" und den „Fehlern der Linken" zu schwätzen, habe in Wirklichkeit keinerlei originär rechte Grundlage, sondern sei Ausdruck des wahrhaft intellektuellen Aufbegehrens gegen einen herrschenden linken Konsens. Abgesehen davon, daß sich die Vertreter dieser These, die sie mit einer gewissen Vergnügtheit und offenbar frei von jeglichem Gefühl der Bedrohung verbreiten, fragen lassen müssen, warum denn dieser epidemieartige intellektuelle Protest ausgerechnet jetzt, zweieinhalb Jahrzehnte nach dem magischen 1968 auftritt, als hätten ihn die siebziger Jahre nicht viel eher herausgefordert, übersehen sie geflissentlich, daß es gerade dieses neokonservative bis stramm reaktionäre Ideengebräu ist, dem – in schöner Parallelität zu Entwicklungen in weniger intellektuellen Milieus – mittlerweile der Konsens gehört. Dieser Konsens besagt unter anderem, daß nicht etwa Bertolt Brecht, sondern Ernst Jünger die überragende Figur der deutschen Literatur unseres Jahrhunderts sei – und es scheint nur konsequent, wenn nicht Christa Wolf, sondern Gertrud Fussenegger einen bayerischen Staatspreis erhält. Schließlich ist ja nun klar, wer die Sieger und wer die Verlierer sind. Ist es da nicht historisch gerecht, wenn man sich entsinnt, wer als Avantgarde die Bolschewiken konsequent bekämpfte, nämlich die Nationalsozialisten? Ehre wem Ehre gebührt.

Wenn die Vernunftkritiker und Aufklärungstotengräber, die pragmatischen Status-quo-Zyniker und Utopieverächter, die natürlich mit den Nationalsozialisten nichts und vielleicht noch nicht einmal mit Jünger und Fussenegger etwas im Sinn haben, Bertolt Brecht vorwerfen, er habe sich einer herrschenden Ideologie dienstbar gemacht, so unterschlagen sie, daß sie ihrerseits die Ideologie zur nunmehr konkurrenzlos herrschenden Profitwirtschaft liefern. Wo vermarktbares Entertainment ubiquitär angeboten und verscherbelt werden soll und sich daher weltweit eine infantilisierte Kundschaft zeugen und erhalten muß, die ihre scheinbare Befriedigung im bewußtlosen Konsum medialer Happyness-Pillen zu finden meint, sind Aufklärung und selbständiges kritisches Denken Störfaktoren.

Bertolt Brecht hat sich immer wieder – in literarischen Texten wie auch in Notaten – zum Verhältnis von Denken bzw. Lernen und Vergnügen bzw. Genuß geäußert. Diese Überlegungen scheinen in einer Zeit, in der Aufklärung und mit ihr der Aufklärer Brecht mehr denn je diffamiert werden, obsolet. Gerade deshalb verdienen sie erneute Betrachtung, zumal im Kontext der Schule, deren Bedingungen solche Lektüre notwendig mitreflektiert.

„Das Denken gehört zu den größten Vergnügungen der menschlichen Rasse“, läßt Bertolt Brecht seinen Galilei sagen. Das Denken hat zur Zeit schlechte Presse. Suggeriert wird ein kontradiktorischer Gegensatz zwischen Denken und Fühlen, als gäbe es nicht zuhauf kaltherzige Dummköpfe und Gescheite mit starken Emotionen. Die Welt ist nun mal, so tröstlich das für manche wäre, nicht gerecht eingerichtet, derart, daß da mit einem Mangel bestraft würde, wer anderes besitzt, und umgekehrt. Freilich: auf verlogene Empfindungen, die nicht mehr sind als Sentimentalität und Selbstbetrug derer, die noch nicht einmal ihr Gefühlsleben durchschauen (auch wahre Gefühle bedürfen eben eines gewissen Ausmaßes an Erkenntnisfähigkeit), kann verzichtet werden. Es gibt keinen Grund, jenen Kredit zu gewähren, die meinen, sie seien besonders gefühlsstark, weil ihnen die Tränen leichter kommen als die Gedanken. Da sollte sich die menschliche Rasse lieber doch, Zeitgeist hin, Mode her, mit Brecht für das Denken entscheiden. Schon wegen des Vergnügens.

Würde Brecht mehr gelesen, so wären wir klüger, und daß er noch und wieder verbannt wird, ist kein Versehen, sondern ein Politikum. Schon in den dreißiger Jahren schrieb er anläßlich seines Stücks *Die Mutter* über die Trennung von „lehrreich" und „unterhaltend": „Dieser Trennung nachzugehen ist nicht ohne Reiz. Es mag überraschen, daß hier eine Degradierung des Lernens schlechthin beabsichtigt ist, indem es nicht als Genuß vorgestellt wird. In Wirklichkeit wird natürlich der Genuß, indem er so sorgfältig von jedem Lehrwert entleert wird, degradiert. Aber man braucht sich nur umzusehen, welche Funktion das Lernen in der bürgerlichen Gesellschaftsordnung hat. Es funktioniert als Einkauf von materiell verwertbaren Kenntnissen. Dieser Einkauf hat stattzufinden, bevor das Individuum in den Produktionsprozeß eintritt. Seine Sphäre ist also die Unreife. Zugeben, daß ich etwas, was zu meinem Fach gehört, noch nicht kann, also mich beim Lernen ertappen lassen, ist gleichbedeutend mit eingestehen, daß ich nicht konkurrenzfähig bin und keinen Kredit beanspruchen darf. Die Erinnerung an die schreckliche Qual, unter der die bürgerliche Jugend ihr ‚Wissen' eingetrichtert bekommt, hält den zu seiner ‚Unterhaltung' ins Theater Gekommenen ab, sich wieder behandeln zu lassen wie einer, ‚der auf der Schulbank sitzt'. Die Haltung des Lernenden ist diffamiert. [Und nicht nur im Theater, dürfen wir ergänzen. Th.R.]"[1] Wie gesagt: das hat Brecht vor mehr als fünfzig Jahren geschrieben. Es hat an Gültigkeit eher noch gewonnen in einer Zeit, da „Feeling" zu einer deutschen Vokabel wurde und argumentative Präzision als Mangel an künstlerischer Mehrdeutigkeit gewertet wird.

Unübersehbar verbirgt sich hinter Brechts Ausführungen das horazisch-aufklärerische „prodesse et delectare". Brecht freilich präzisiert das „prodesse" zu „lehren", beziehungsweise, vom Rezipienten aus betrachtet, zu „lernen". Daß dies keine begriffliche Beiläufigkeit ist, geht daraus hervor, daß Brecht gleich anschließend an die zitierte Stelle das „Nützliche" ausdrücklich als eigene Kategorie mit dem Lernen vergleicht. Und in seinen Aufzeichnungen zum Lehrtheater von 1935, die jenen speziell zur *Mutter* eng verwandt sind, gebraucht er das Wort „nützlich" zur Beschreibung einer (möglichen) Eigenschaft des Lernens: „Nach allgemeiner Ansicht besteht ein sehr starker Unterschied zwischen Lernen und sich Amüsieren. Das erstere mag nützlich sein, aber nur das letztere ist angenehm."[2]

Dem „delectare" entsprechen bei Brecht fast synonym die Begriffe „Unterhaltung", „Genuß", „Vergnügen", „Amüsement". Indem Brecht für eine Einheit von Lernen und Genuß, mehr noch: für den Genuß des Lernens plädiert, bedient er sich einer überraschenden argumentativen Figur. Er beklagt nicht – was nahe läge – die Degradierung des Lernens (in diesem Fall: durch die bürgerliche Kritik an der *Mutter),* sondern die Entwertung des Genusses durch seine Abtrennung vom Lehrreichen. Und er bietet danach eine

Erklärung dafür an, warum die „Haltung des Lernenden" „in der bürgerlichen Gesellschaftsordnung" diffamiert ist. Sie impliziert eine gewiß heute nicht weniger aktuelle Kritik an einem Schulsystem, das qualvoll zur Konkurrenzfähigkeit ausbildet.

Da es Brecht zweifellos darum geht, Genuß und Lernen wieder zu vereinen, ergibt sich aus seiner Argumentation die Notwendigkeit einer Reform der schulischen Wissensvermittlung. Sie hätte eben nicht „als Einkauf von materiell verwertbaren Kenntnissen" zu funktionieren, sondern als ein (zweck)freies Denken, das seinerseits vergnüglich ist. Mit anderen Worten: die Rehabilitierung des lehrreichen Genusses hätte anzusetzen bei einer Neubestimmung der Funktion des Lernens.

Freilich sind diese Überlegungen nicht unbedingt unmittelbar auf die heutige Rezeption von Brechts Werken zu applizieren. Durchaus diskutieren läßt sich, ob seine Stükke, seine Gedichte (allesamt? einige?) noch für ein heutiges Publikum (welches?) lehrreich sind, ob man an ihnen in einer Weise lernen kann, die das selbständige genußvolle Denken befördert, oder ob die Lehren so vertraut, so voraussehbar sind (für wen?), daß sie weder lehrreich noch unterhaltend sind. Selbst wenn dies negativ beantwortet wird, mindert das jedoch nicht den Wert von Brechts Anspruch in bezug auf eine aktuelle Kunstproduktion und -praxis. Der Widerstand gegen eine Realität, die nur noch auf gedankenloses Entertainment setzt und das Denken der Lächerlichkeit preiszugeben bemüht ist, läßt sich mit Brecht plausibel begründen.

Bemerkenswert ist auch dies: Brecht ordnet das Lernen der „Sphäre der Unreife" zu, in der das Individuum noch nicht in den Produktionsprozeß eingetreten ist. Die Unterhaltung aber, die seit geraumer Zeit überwiegend angeboten wird, bezieht sich nicht etwa auf die Sphäre der Reife, sondern regrediert hinter die Schulzeit des Lernens zurück. Sie behandelt „den zu seiner ‚Unterhaltung' ins Theater Gekommenen" – wir müssen heute ergänzen: vor dem Bildschirm Sitzenden – wie einen, der im Kindergarten spielt. Man beachte bloß zum Beispiel die Strukturen der überhand nehmenden Spielshows des amerikanischen Typs.

Wer Brecht vorwirft, er wäre veraltet, geht von der Annahme aus, die gegenwärtige Kulturproduktion wäre auf der Höhe der Zeit. Die Probe aufs Exempel wäre zu machen, ob die Stücke von Botho Strauß, die Gedichte von Ulla Hahn wirklich ergiebigere, plausiblere Antworten auf die Fragen der Gegenwart liefern als die Stücke und Gedichte Brechts.

In Wahrheit ist doch die Aktualität von Brechts Gedanken – keineswegs nur in bezug auf das Theater und die Künste insgesamt – täglich zu erfahren. In der Schule ebenso wie im Freizeitbetrieb. Von Schülern und selbst von Studenten der Literaturwissenschaft hört man immer wieder, die Analyse von Kunstwerken sei abzulehnen, denn sie würde das Vergnügen an ihnen wenn nicht verhindern, so doch jedenfalls verringern. Der naive Genuß ist gefragt, und was diesem im Wege steht, scheint überhaupt zu bedrohen, was heute ganz oben in der Hierarchie der Werte steht: die Lust.

Ist es wirklich nicht mehr zu vermitteln, daß das Erkennen von Zusammenhängen, die Einsicht in das Funktionieren von Mechanismen, auch jenen der Kunst, ein Vergnügen ganz eigener Art gewährt? Hat Susan Sontags griffiger, aber in die Irre führender Schlachtruf „Against Interpretation" an allen Fronten gesiegt? Ist sie nicht nachzuempfinden, jene freudige Reaktion, wenn einer zum ersten Mal ein konkretes Stück Süßholz sieht und plötzlich (mit dem sogenannten „Aha-Erlebnis“) begreift, was die stets gedankenlos gebrauchte Redewendung „Süßholz raspeln“ meint? Ist sie nicht nachvollziehbar, die heitere Genugtuung bei der erstmaligen Durchschauung einer musikalischen Struktur, die an ganz anderer Stelle, wo man sie nicht erwartet hatte, verschlüsselt wiederkehrt?

Es ist einfach nicht wahr, daß der Genuß, den solche Erkenntnis bereitet, auf Kosten der Rührung geht, die eine Mozart-Arie zu entlocken vermag, zu Lasten der Spannung zustandekommt, die ein Kriminalroman oder eine psychologische Erzählung beim Leser bewirkt. Er ist nicht anstatt, sondern zusätzlich zu haben. Leichtsinnig, wer auf solch ein Geschenk verzichtet, wenn ihm das Privileg angeboten wird, es zu erlangen.

Bildung aber, so versichern uns die Profiteure des Kultur- und Unterhaltungsbetriebs und ihre Agenten, „geht heute nicht mehr“. Woher wissen sie das? Sie beziehen ihre Erfahrungen aus der Reaktion auf das Angebot, wie es ist, nicht auf die möglichen Alternativen. Sollte es etwa ein Naturgesetz sein, daß die Menschen heute im Gegensatz zu früher Bildung prinzipiell ablehnen? Das scheint wenig plausibel. Man solle sich damit abfinden, sagen die Bildungsfeinde, daß Leute halt gerne verkaufen und gerne kaufen, und dafür brauche man auch die Werbung, ohne die in der Sponsoring-Gesellschaft fast nichts mehr zu haben ist, was früher als Kultur galt. Ist es sinnlos geworden, danach zu fragen, ob, was verkauft wird, auch nützlich, nicht vielleicht sogar schädlich ist? Und darf es kein Menschenbild mehr geben, das sich einen Menschen ersehnt, der an anderen Dingen als am bloßen Konsum seine Freude findet?

XV.

Der Feminismus in seiner sozialistischen Variante barg die Chance in sich, Wege eines humaneren Lebens zu weisen. Stattdessen hatten es bürgerliche Frauen eilig, zu demonstrieren, daß sie über alles, was angepaßte Männer widerlich macht – Konkurrenzbereitschaft, nur auf die Karriere gerichteten Ehrgeiz, Rücksichtslosigkeit gegenüber Schwächeren –, ebenso verfügen wie jene.

Was bedeutet es, wenn Frauen nicht der Gewalt (welcher Art auch immer und gegen wen auch immer) den Kampf ansagen? Wo ein zu Bekämpfendes, nämlich Gewalt, attribuiert wird, nämlich als „sexuelle", drängt sich der Verdacht auf, daß es gar nicht um Gewalt, sondern um Sexualität geht. Wer etwa ausdrücklich dem Religionskrieg den Kampf ansagte, müßte sich zu Recht fragen lassen, ob er gegen nationalistische oder imperialistische Kriege nichts einzuwenden habe.

Die mörderische Gewalt gegen Asylantinnen und Asylanten erregt die Frauenbewegung weit weniger als sexuelle Gewalt gegen Frauen und Kinder. Daß es den Veranstalterinnen von Tagungen und Ausstellungen tatsächlich um den Schutz von Menschen und nicht um eine Projektion der eigenen Sexualängste, einen Ausdruck ihrer latenten Sexualfeindlichkeit geht, wird man ihnen erst abnehmen können, wenn sie mit gleichem Nachdruck Stellung nehmen gegen Frauen und Männer, die in Anwesenheit ihrer Kinder rauchen, ihnen somit Gewalt antun und sie körperlich und gesundheitlich schädigen, gegen die Androhung von und Bestrafung mit Liebesentzug, die Kinder für den Rest ihres Lebens seelisch verletzen können, gegen die Vergewaltigung durch Kinderarbeit in großen Teilen der Welt, zunehmend auch hierzulande, gegen Arbeitsverhältnisse, die Frauen (und Männern) Gewalt im engsten Sinn des Wortes antun. Wer die sexuelle Gewalt von der Gewalt in jeglicher Form abhebt, setzt sich der Vermutung aus, daß er (oder sie), von Gewalt sprechend, eigentlich die als ekelhaft empfundene Sexualität meint.

Ist es weniger entwürdigend, wenn ein Mann bei einer Agentur, die auf den Import von Ehefrauen aus den Entwicklungsländern spezialisiert ist, eine Frau bestellt, die kochen kann und bereit ist zur Gartenarbeit, als wenn er einen gewünschten Brustumfang ordert? Ist die Ausbeutung der menschlichen Arbeitskraft heute ein Kavaliersdelikt im Vergleich zur Ausbeutung der Sexualität? Und wenn ja: was bedeutet das?

Da wird an einer Universität ein Flugblatt verteilt gegen die sexuelle Belästigung und Diskriminierung von Frauen. Schon recht. Aber zählt Nötigung, Einschüchterung oder Beleidigung nur, wenn sie Frauen gegenüber erfolgt? Ist es schlimmer, wenn Frauen „aufgrund ihres Geschlechts in ihrer Position verunsichert werden“, als wenn Frauen und Männer es tagtäglich aus anderen Gründen werden? Ist die Aufrechterhaltung von wirtschaftlicher und sozialer Ungleichheit, die die Grundlage unserer Gesellschaftsordnung bildet, nur dann ein Flugblatt wert, wenn sie geschlechtsspezifisch ist? Und ist die Ausnutzung von Abhängigkeit nur in diesem Fall ein Thema?

Daß in jüngster Zeit sexuelle Gewalt gegen Kinder bis weit in die Boulevardpresse hinein zum Modethema wurde, verweist auf eine übergreifende Tendenz unserer Zeit: man entsexualisiert Kinder, um dann in einem zweiten Schritt der allgemeinen Infantilisierung die Erwachsenen (und damit sich selbst) diesen angeblich sexualitätsfreien Kindern anzugleichen. Man sagt „sexuelle Gewalt“ und meint Sexualität, man sagt „Kinder“ und meint eine infantilisierte Gesellschaft, für die Sexualität allenfalls als bewußtlos konsumierbare Ware exisitieren soll. Es war Milan Kundera, der in einem seiner Romane darauf hinwies, daß die Ersetzung der Sexualität durch Zärtlichkeit Ausdruck der Weigerung ist, erwachsen zu werden.

Warum, wenn es nicht um Sexualfeindlichkeit geht, sollte es also nicht genügen, schlicht und ohne Attribute jeglicher Gewalt, die einem Menschen ungewollt zugefügt wird, den Kampf anzusagen? Es ergibt sich der Schluß, daß die Freudsche Entdeckung einer kindlichen Sexualität offenbar bis heute für viele eine unerträgliche Provokation bedeutet, und daß die jahrelange Propagierung der Gleichsetzung von Sexualität und Gewalt durch Teile der bürgerlichen Frauenbewegung mittlerweile Früchte getragen hat, die besonders giftig wirken, wenn diese Identifikation mit Kindern in Zusammenhang gebracht wird.

XVI.

Die Gespräche der Menschen – und zwar gerade auch der wohlhabenderen, gebildeteren – drehen sich mehr und mehr um nichts anderes als um Besitz, um Geld, um die bohrende Frage, wie man es am besten anlegt, oder darum, wo man günstig kaufen kann. Über den Zusammenhang von Geld und Scheiße, von Geiz und analer Fixierung wissen wir seit Freud Bescheid. Wenn sein Erklärungsmodell auch nur im Kern die Wirklichkeit trifft, dann geht es längst nicht mehr um ein individuelles, therapierbares Phänomen, sondern um das Wesen unserer Gesellschaft, die in der Regression geradezu ihre Bestandsgarantie findet.

Die Regression ist kein Unfall, sondern gewollt. Wer sich dem entgegenstellt, wird zum Narren erklärt. Als weise gilt, wer sich selbst entschließt, mit Lust zu plappern und zu saugen wie ein Kleinkind.

Der Zusammenhang zwischen „Haben" und analem Charakter ist der zentrale Gedanke in Erich Fromms Werk. Während aber vor einem halben Jahrhundert der Wunsch nach Anhäufung von Besitz die Ökonomie noch ausreichend in Schwung hielt, müssen beim heutigen Wohlstand in den Industrieländern die Bedürfnisse durch Waren befriedigt und zugleich neue Bedürfnisse erweckt werden, um den Absatz zu perpetuieren. Mit Nachdruck und mit der Komplizenschaft korrupter Medien propagierte Moden, keineswegs nur auf dem Gebiet der Kleidung, suggerieren eine Unzufriedenheit mit dem eben Erworbenen und die Möglichkeit von deren Überwindung durch neuen Erwerb. Das klassische Beispiel von den unzerreißbaren Nylonstrümpfen, die die Patentinhaber nicht produzierten, um den Absatz nicht zu gefährden, ist längst zu einer liebenswerten Karikatur geworden angesichts einer massiven Werbung, die den Käufern erfolgreich einredet, die Tapete vom Vorjahr, der Küchentisch von unlängst, die Rock-CD von vergangener Woche, die Hose von gestern müßten schleunigst gegen neue eingetauscht werden, wolle man nicht hoffnungslos gegen einen kollektiven Konsens verstoßen und sich damit unglücklich machen.

Waren müssen heute gar nicht mehr funktionsunfähig sein, um gegen andere eingetauscht zu werden. Wer durch die Straßen geht, wenn der Sperrmüll vor den Haustüren gestapelt wird, vermerkt mit Staunen, daß, was da weggeworfen wird, ganzen Bevölkerungen von Entwicklungsländern noch als Inbegriff des Wohlstands und nützlich erscheinen müßte. Und weil sich neue Bedürfnisse selbst bei massivster Werbung gar nicht so rasch herstellen lassen, wie die zu ihrer Befriedigung produzierten Waren abgesetzt werden sollen, unterscheiden sich die neuen Anschaffungen von jenen, die sie ersetzen, oft nur minimal. Die Geschichte der neueren Popmusik ist dadurch gekennzeichnet, daß fast jeder Song, beinahe jedes Instrumentalstück über weite Strecken einem erfolgreichen Vorläufer zum Verwechseln ähnelt und gerade soviel an Neuem enthält, daß der potentielle Käufer meint, nicht darauf verzichten zu können. Das „Haben“ ist heute, schon angesichts des begrenzten Lagerraums, notwendig verbunden mit dem Wegwerfen, also mit einer Müllakkumulation und all den bekannten Problemen, die diese hervorbringt. Im übrigen scheint es nicht abwegig, daß noch die Müllhaufen dem analen Charakter aus einsichtigen Gründen Lust bereiten. Das Demonstrative, mit dem Gelbe Säcke mit Verpackungsmüll, von denen es zudem heißt, sie hätten übelriechende Ausdünstungen, schon lange vor dem Abholtermin vor die Häuser gestellt werden, spricht dafür. Seht doch, sagen die Verbraucher wie das Kind seiner Mutter, was wir für schöne Häufchen gemacht haben.

XVII.

Mit dem „Haben“, dem zwanghaften Konsum eng verbunden ist die zweite Säule unserer kapitalistischen Gesellschaft, die Konkurrenz. Sie findet ja keineswegs nur zwischen Unternehmen oder am Arbeitsplatz statt, sondern auch im Konsum selbst. Sich mehr leisten zu können als der Nachbar, die Anforderungen der neuesten Mode zu erfüllen, wo der Kollege noch den Hemdkragen von gestern trägt, die Musik von gestern hört, das Auto von gestern fährt, hebt Selbstbewußtsein, Sozialprestige und – im wörtlichen wie im übertragenen Sinne – Kreditwürdigkeit. Auch hier übrigens kann von einer größeren Vernunft bei Frauen keineswegs die Rede sein. Untersuchungen haben ergeben, daß Frauen etwa die Kleidungsgewohnheiten ihrer Konkurrentinnen weitaus kritischer beobachten als Männer. Der ansonsten kaum erklärbare Erfolg der immer gleichen Spielshows und Ratesendungen im Fernsehen ist Beleg zugleich für das Vordringen der Konkurrenz in sämtliche Lebensbereiche (also in die Freizeit nicht weniger als in die Arbeitswelt) wie für die Infantilisierung von Erwachsenen.

Elias Canetti hat in seinem bis heute in seinen Konsequenzen keineswegs ausgeschöpften Essay *Masse und Macht* und in zahlreichen Aphorismen immer wieder der Überzeugung Ausdruck verliehen, daß viele menschliche Verhaltensweisen interpretierbar sind als Wunsch, den anderen zu überleben. Demnach ließe sich die unsere Gesellschaft in sämtlichen Bereichen bestimmende Konkurrenz verstehen als der Kampf des einzelnen gegen alle anderen mit dem Wunsch, sie zu überleben. Die Konkurrenz, ohne die das kapitalistische System, die viel gepriesene Marktwirtschaft nicht denkbar ist, stellt sich dar als die ständige symbolische Realisierung eines Tötungswunsches. So betrachtet besteht die Zivilisationsleistung darin, diesen Tötungswunsch, der sich ja der Sprache des Banken- und Geschäftswesens unschwer ablesen läßt, nicht physisch, sondern eben nur symbolisch befriedigen zu lassen. Die Rede geht vom Konkurrenten, den man „ausschalten" muß, um selbst zu „überleben". Die ökonomische Vernichtung des Konkurrenten ersetzt seine physische Vernichtung. Strukturell besteht zwischen der Ausschaltung eines geschäftlichen Konkurrenten und der tatsächlichen Tötung eines Asylanten als eines möglichen Konkurrenten auf dem Arbeitsmarkt kein Unterschied. Zugespitzt formuliert: Die Gewalttaten von Rostock, Mölln oder Solingen sind die Übertragung des kapitalistischen Konkurrenzkampfes in den physischen Bereich – charakteristischerweise durch Menschen, die auf Grund ihrer ökonomischen Verhältnisse keine Möglichkeit haben, den Tötungswunsch bloß symbolisch zu befriedigen.

Daß symbolische Tötung ein zentrales Motiv in Kinderspielen ist, von Räuber und Gendarm, Indianer und Cowboy bis zum Krieg der Sterne oder Nintendo-Konstrukten, ist eine triviale Wahrheit. Gemeinhin ist man geneigt, Gewaltphantasien in Kinderspielen als Spiegel der gesellschaftlichen Verhältnisse zu interpretieren. Es entbehrt aber auch nicht der Plausibilität, daß es originär kindliche Tötungswünsche gibt (Freud jedenfalls macht sie zu einer unentbehrlichen Kategorie seiner Theorie vom Ödipus-Komplex), die mit dem Erwachsenwerden in weniger aggressive Bahnen gelenkt oder zumindest effektvoller camoufliert werden. Wenn dem so ist, entspräche eine Gesellschaft, die diesen Prozeß unterbindet oder verlangsamt, die also den offenen Ausdruck von Tötungswünschen in der Überlebensideologie der Konkurrenz nicht nur zuläßt, sondern sogar fördert, wiederum einer infantilisierten Gesellschaft. Bildlich gesprochen: auf den Wirtschaftsseiten der Zeitungen läßt sich alltäglich nachlesen, wie die Cowboys die Indianer, die Gendarmen die Räuber getötet und somit überlebt haben.

Es ist auffallend, daß die Empörung über Stasi-Mitarbeiter im Westen Deutschlands weitaus lauter ertönt als im Osten, wo deren Opfer leben. Liegt da der Verdacht nicht nahe, daß die westliche Unerbittlichkeit, die mit keinem Risiko verbunden ist, in Wahrheit Konkurrenz von der Bildfläche beseitigen, also einmal mehr Überlebende schaffen möchte? Die Rhetorik der westlichen Stasibekämpfer ex post ist die von Siegern nach einem Krieg oder die von Kindern nach dem gewonnenen Fußballspiel.

Auch der neue Nationalismus, der in ganz Europa eine noch vor kurzem für unmöglich gehaltene Renaissance erlebt, läßt sich interpretieren als ideologischer Überbau für einen grundlegenden Tötungswunsch. Gruppenidentität wird hergestellt, indem man die Andersartigen symbolisch oder real tötet. Es ist ja keine neue Erkenntnis, daß schon die Nationalsozialisten den Antisemitismus (als den „Sozialismus des dummen Kerls“) sehr geschickt nutzten, um die Aggressionen klassenkämpferischer deutscher Arbeiter abzulenken vom deutschen Kapital und so eine künstliche Identität herzustellen zwischen allen, die deutsch, also nicht jüdisch waren.

Gewiß ist die von linker Seite auch an der Verhaltensforschung vorgebrachte Kritik, Menschen seien nicht mit

Graugänsen vergleichbar, berechtigt. Gewiß ist der Mensch nicht nur der Träger ererbter und erworbener Fähigkeiten, sondern auch das Produkt einer jahrtausendealten Zivilisation. Die Frage ist, ob Linke, zu einem emphatischen Menschenbild neigend, die nachhaltige Auswirkung dieser Zivilisation nicht überschätzt haben. Die Erfahrungen unseres Jahrhunderts müßten uns belehrt haben, wie wenig genügt, um atavistischen Verhaltensformen Durchbruch zu verschaffen gegenüber mühsam erworbenen Zivilisationsleistungen. Es bedarf offenbar nur geringer äußerlicher Erschütterungen, daß Menschen sich von allem, was nicht ist wie sie selbst, bedroht fühlen, es bekämpfen, ja vernichten wollen. Wie tief ins Unbewußte diese Ängste reichen, zeigt die erstaunlich hohe Zahl derer, die die Frage bejahen, ob sie ein unangenehmes Gefühl empfänden, wenn sie einem Juden, einem Zigeuner, einem Polen die Hand geben sollten. Die körperliche Aversion setzt schon dort ein, wo von einer direkten Bedrohung keine Rede sein kann. Man mag derart verklemmte Menschen bedauern wie artikulationsunfähige, ihre Gefühle nicht in den Griff bekommende Kinder. Für ihre Opfer ist die psychologische Einsicht, daß jene selbst leiden, ein schwacher Trost.

Offenbar sind die Wirtshausschlägerei und die manifest werdenden Aggressionen nach Fußballspielen tiefer im Menschen verwurzelt, als es Milieutheoretiker wahrhaben wollten. Die Gewalt sucht sich ein Objekt. Wer eignete sich dafür besser als der Fremde, der anders Aussehende, anders Lebende? Oder auch der Klügere. In seinem autobiographischen Buch *Die gerettete Zunge* berichtet Canetti, wie er sich als Kind bemüht habe, in der Schule nicht zu gut zu sein, sein Wissen nicht zu deutlich zu zeigen, um keine Aggressionen auf sich zu ziehen. Gewiß, es ist eine kleine Minderheit, die zu aktiver Gewalt bereit ist, und eine größere

Minderheit, die bereit ist, sie zu akzeptieren. Die Mehrheit äußert sich in Leserbriefen. Da ist ein Satz wie der folgende schon Ausdruck einer maximalen Toleranz: „Niemand hat etwas gegen Ausländer, wenn sie arbeiten und sich integrieren." Das war auch 1933 so. Dennoch wurden die Juden zunächst gedemütigt und dann vergast – und alle, fast alle sahen weg. Noch kann man hoffen, daß infantile Aggression und Tötungswünsche gegenüber dem Fremden unter Kontrolle zu kriegen sind. Aussagen von „normalen Bürgern" in und nach Hoyerswerda haben uns belehrt, wie dünn, wie verletzbar die Zivilisationsdecke ist, mit der die destruktiven Tendenzen in den Menschen verhüllt werden. Es bedarf nur einiger geschickter Demagogen, die verkünden, daß die mühsam erlernten Regeln des Zusammenlebens, die mit viel Energie aufgebauten Nachkriegstabus nicht mehr gelten – und es wird lebensgefährlich für jeden, der anders ist.

Das gilt umsomehr, als die modernen Technologien die menschliche Kraft ins Gigantische verstärkt haben. Das Gehirn hat sich nicht so rasch weiterentwickelt wie die technisch vervielfachte Muskelkraft. Bildlich gesprochen: ein Kinderverstand kontrolliert eine Kraft, die die natürliche des Erwachsenen weit übertrifft. Der Kran als verlängerter und tausendfach leistungsfähigerer menschlicher Arm, die Lokomotive als zahllose Menschen ersetzende Zugmaschine sind nur besonders eindrucksvolle Materialisierungen dieser potenzierten physischen Stärke. Der Kult ums Auto, der sich trotz seiner nun Jahrzehnte währenden Pflege keineswegs erschöpft hat, ist nicht zuletzt der Kult einer (auch sexuellen) Kraft, die sich der Mensch selbst zuordnet. Kraftprotzerei, Potenzprahlerei, Einschüchterung und Drohung korrespondieren mit der realen Ohnmacht im Politischen, sind aber für jene, gegen die sie sich richten, deshalb nicht weniger gefährlich. In den kaum noch in

Zaum gehaltenen Aggressionsschüben von ausgemusterten Wehrdienstleistenden, von Fußballfans oder Heavy Metal-Freaks äußert sich lautstark eine infantile Unfähigkeit, mit durchaus von außen bedingten Spannungen – möglichst sogar produktiv – umzugehen. Die Kraftdemonstration durch Bewaffnung entspricht diesen Entwicklungen wie, für etwas intellektuellere Zeitgenossen, die angebliche Faszination, die von Ernst Jünger ausgehe.

Daß Messer, Gabel, Schere, Licht nicht für kleine Kinder seien, korrespondiert mit deren Freude, Licht – also Feuer – zu entzünden und mit ihm zu spielen. Angesichts der Brandflaschen gegen Asylantenheime und Ausländerwohnungen bekommt vertiefte Bedeutung, was Canetti in *Masse und Macht* über die Jagdmeute, über Hetzmassen und über Massensymbole, insbesondere aber eben über das Feuer, schreibt. Man wird kaum plausiblere Erklärungen für zumindest einzelne Aspekte der grauenvollen Vorgänge seit Hoyerswerda finden als eben in diesem 1960 erschienenen Buch. „Das Feuer agiert für die Menge, die dem Verurteilten den Tod gewünscht hat. Auf allen Seiten wird das Opfer von den Flammen erreicht, von überall, möchte man sagen, wird es ergriffen und getötet. In den Höllenregionen kommt noch etwas dazu: Mit dem kollektiven Tod durch das Feuer, das ein Symbol für die Masse ist, verbindet man die Idee des Ausstoßens, in die Hölle nämlich, das Ausliefern an die Höllenfeinde. Die Flammen der Hölle greifen auf die Erde hinauf und holen sich den ihnen gebührenden Ketzer."

Wenn das so ist: bekommt es nicht einen ganz neuen „Sinn", daß es just Türken sind, auf die sich die Brandanschläge der jüngsten Zeit konzentrierten? Wird da womöglich die christliche Wurzel der rechtsradikalen Aktionen sichtbar?

XVIII.

Daß bestimmte Vorgaben der westlichen Religionen eine Infantilisierung begünstigen, liegt auf der Hand. Christen sprechen Gott nicht beiläufig als Vater an, der ihn repräsentierende Papst und eine Stufe weiter unten der Geistliche als Pater sind dessen lateinischen Entsprechungen, und die Beichte, für Katholiken zentraler Bestandteil korrekten religiösen Verhaltens, setzt eine patriarchalische Hierarchie voraus. Sie ist nicht reziprok – undenkbar (warum eigentlich?) der Pfarrer, der dem Laien seine Sünden bekennt – und setzt die verzeihende oder strafende, verstehende oder tadelnde, anhörende, aber zu keiner Diskussion bereite Autorität voraus, die ihr Komplement somit automatisch zum Kind reduziert, das mit seiner „Schuld" auch seine Verantwortung delegiert.

Sigmund Freud leitet die religiösen Bedürfnisse „von der infantilen Hilflosigkeit und der durch sie geweckten Vatersehnsucht"[3] ab. Könnte es nicht sein, daß die Konsumbedürfnisse, gleichsam als säkularisierte religiöse Bedürfnisse, die gleiche Quelle haben, daß diese bewußt auch für den der Kindheit Entwachsenen perpetuiert wird, um zugleich die stabilisierenden Remedien anbieten zu können, daß also infantile Hilflosigkeit künstlich erzeugt und ihre Überwindung in Form von Waren und Orientierungsmustern (als Vaterersatz) angeboten wird?

Freud schreibt – und begründet damit die Notwendigkeit einer Überwindung des „Trosts der religiösen Illusion“: „Aber nicht wahr, der Infantilismus ist dazu bestimmt, überwunden zu werden? Der Mensch kann nicht ewig Kind bleiben, er muß endlich hinaus ins ‚feindliche Leben‘. Man darf das ‚die Erziehung zur Realität‘ heißen [...]“[4] Unsere kapitalistische Gesellschaft aber erzieht nur insoweit zur Realität, wie das der Profitmaximierung dient, sie verlängert mit Fleiß den Infantilismus und verheißt die Bewahrung vor dem feindlichen Leben durch den Trost der im Konsum bewirkten säkularen Glücks-Illusion.

Freud beschreibt „Glück“ „im engeren Wortsinne“ als „Erleben starker Lustgefühle“.[5] Es „entspringt der eher plötzlichen Befriedigung hoch aufgestauter Bedürfnisse und ist seiner Natur nach nur als episodisches Phänomen möglich.“[6] Die Befriedigung des Glücksanspruchs bestehe meist aus der „Vermeidung von Unlust“, aus „Leidverhütung“.[7]

Der Kapitalismus erzeugt permanent, mit zunehmender Geschwindigkeit das als leidvoll erfahrene Gefühl eines Defizits, zu dessen Behebung er sogleich ein glücksversprechendes Angebot macht. Er bedient sich der „Libidoverschiebung“ (Freud), um ein perpetuiertes Glücksgefühl zu verheißen, seinen „episodischen“ Charakter also zu überlisten durch stets neue künstliche Produktion „hoch aufgestauter Bedürfnisse“ und deren kurzfristige Befriedigung in der „Lust“ des Konsums, genauer: in der Vermeidung der Unlust, die daraus entsteht, daß man etwas nicht kaufen kann.

Die „bedingungslose Unterwerfung“, die Freud als „letzte Trostmöglichkeit und Lustquelle im Leiden“ des religiösen Menschen beschreibt,[8] findet heute nicht gegenüber „Gottes ‚unerforschlichem Ratschluß‘“,[9] sondern gegenüber den Geboten des Marktes und der Konkurrenz statt.

Exkurs über den Rundfunk

Im Grunde läßt sich über den Hörfunk nichts mehr sagen, was nicht bereits seit zwanzig Jahren bekannt sein konnte und auch gelegentlich gesagt wurde. Das Deprimierende ist ja, daß man das Elend kennt, sich aber offenbar nichts ändern läßt. Obwohl alle pessimistischen Prognosen übertroffen wurden, obwohl mittlerweile in den Rundfunkhäusern keine Illusionen mehr bestehen darüber, daß das Medium systematisch vernichtet wird, sind alle Kritiker letzten Endes wehrlos ausgeliefert jenen Mächtigen im Apparat, in unserem Fall: in den öffentlich-rechtlichen Rundfunkanstalten, die mit einem kaum mehr verhüllten Zynismus den Ausverkauf betreiben. Das erfolgt nach dem Muster, das der ausgeschiedene deutsche Postminister Schwarz-Schilling vorgeführt hat: Man reduziert die Funktionsfähigkeit des Mediums, richtet seine Vorzüge gegenüber möglichen und mittlerweile vorhandenen Konkurrenten in einem Maße zugrunde, daß in der Tat niemand mehr einsieht, warum er sich gegen eine Privatisierung wenden soll. Wenn es denn nur noch Mist geben darf, dann bitte ohne Gebühren.

Um es gleich klarzustellen: Noch gibt es in den öffentlich-rechtlichen Anstalten, anders als in fast allen Privatsendern, Alibiprogramme. Es ist hier also die Rede von einer zunehmenden Tendenz, nicht vom bereits erreichten Zustand. Wer aber die Entwicklung der vergangenen Jahre beobachtet hat, weiß, daß kontinuierlich bei den anspruchsvollen Programmen eingespart wird, während zugleich die Idiotie sprunghaft zunimmt. Irgendwann werden sich die öffentlich-rechtlichen Anstalten somit selbst überflüssig machen.

Werden wir konkret. Man mag darüber streiten, ob eine angenehme Stimme Voraussetzung für den Beruf des Rundfunksprechers sein soll. Wohlgemerkt: nicht Voraussetzung dafür, im Rundfunk zu sprechen, sondern dafür, das Sprechen als Beruf auszuüben. Ich zum Beispiel fühle mich nicht besonders diskriminiert, wenn man mir erklärt, daß ich mit meiner Figur nicht gerade für den Beruf des Schilehrers prädestiniert bin. Vielleicht gilt es manchen als Zeichen von Demokratie, wenn dem Laien auf quälende Weise demonstriert wird, daß der Profi auch nicht besser ist als er. Aber mögen quäkende und schrille Stimmen im Radio noch hingehen, so sollte doch Einigkeit darin bestehen, daß die Kenntnis der deutschen Aussprache und Grammatik zum unverzichtbaren Handwerkszeug eines Rundfunksprechers gehört. Sollte man meinen. Dem ist in der Wirklichkeit der öffentlich-rechtlichen und erst recht der privaten Hörfunkprogramme längst nicht so.

Daß es immer wieder katastrophale Verhältnisse gibt: wer wollte das leugnen. Auf sie als solche hinzuweisen, scheint Rundfunksprecher(inne)n freilich nicht zu genügen. Die Katastrophe muß, um der Eindringlichkeit willen, in die Betonung hinein verlängert werden. Deshalb sind für diese Sprecher die Verhältnisse nicht bloß katastrophal, mit einem Akzent auf der letzten Silbe, wie die Sprache es vorschreibt, sondern „kátastrophal“, mit betonter erster Silbe. Weil der Vernunft und dem Verständnis der Hörer längst nicht mehr vertraut wird, muß die Katastrophe phonetisch-prosodisch suggeriert werden. Was die Wortbedeutung nach Ansicht der Sprecher nicht mehr zu leisten vermag, erledigt die Melodie. Und so werden die „kátastrophalen Verhältnisse" zu einem manierierten Aufschrei, etwa nach dem affektierten Muster: „Wás Sie nicht sagen!" Katastrophale Verhältnisse etwa in Kalifornien nach wochenlangem Regen haben Konkurrenz: seitens der Sprechlogik in deutschsprachigen Rundfunkhäusern.

Im Süddeutschen Rundfunk präsentieren zwei Mitarbeiter ein Preisrätsel, bei dem man eine Filmschauspielerin erraten muß. Und weil sie offenbar nicht mehr imstande sind, einen Satz zuende zu sprechen, weil sie ihren Zuhörern nicht zutrauen, mehr als einen Teilsatz aus ihrem Munde zu ertragen, wechseln sie sich beim Sprechen ab. Der eine formuliert den Hauptsatz, der àndere den Relativsatz, der eine beginnt die nächste syntaktische Einheit, der andere führt sie zuende.

Aber auch die gemeinsame arbeitsplatzerhaltende Anstrengung bewahrt die beiden nicht vor sprachlichen Ausrutschern. Daß ein Rundfunksprecher heute nicht mehr wissen muß, wo im Wort „Regisseur" der stimmhafte und wo der stimmlose Konsonant sich befindet, fällt kaum mehr auf. Aber auch die Beherrschung der Grammatik gehört längst nicht mehr zum Rüstzeug der plappernden Radiojournalisten. Da erfahren wir also über die Protagonistin des Films, etwas koste ihr – ich weiß nicht mehr was, die Seelenruhe oder das Leben oder so. Das Gerede unserer Rundfunkmoderatoren kostet die deutsche – pardon: der deutschen Sprache den Akkusativ nach dem Verb „kosten". Vielleicht als Ausgleich für die vielen Akkusative, wo tatsächlich ein Dativ vonnöten wäre. Wen schert's. Dativ, Akkusativ, Hauptsache es flutscht, koste es (wem oder wen), was es wolle.

Übrigens: die hier zitierte Sendung war vorproduziert.

Mit etwas Mühe hätte sogar ein einziger Sprecher im Studio ganze Sätze zusammenbasteln können. Und ganz nebenbei den falschen Dativ durch einen Akkusativ ersetzen. Dafür hätte er ihm freilich auffallen müssen.

In einem Interview mit dem *Spiegel* brüstete sich Thomas Gottschalk: „Das, was ich heute mache, ist eine Mischung aus Kindergeburtstag, Bierfest und Chaotenveranstaltung.“ Gottschalk gilt vielen als Vorbild dafür, wie Rundfunk zu machen sei.

Sage keiner, das habe sich nicht voraussehen lassen. Die Vernichtung der demokratischen Rundfunkkultur ist, wie gesagt, seit langem systematisch und mit durchschaubarem Kalkül von den konservativen Politikern und ihren Parteifreunden in den öffentlich-rechtlichen Anstalten betrieben worden. In Übereinstimmung mit der herrschenden Ideologie, wonach der Markt oberster Garant allen Heils sei, analog zum Verzicht der Bourgeoisie auf ihre traditionellen Bildungsideale zugunsten eines technokratischen Fortschrittsmodells, wurde die Nachkriegsvorstellung eines rundfunkpolitischen Bildungsauftrags der alles überragenden Konzeption der Schaffung eines Umfelds für die Werbung, also der Instrumentalisierung des Rundfunks für die Profitinteressen der Industrie, geopfert. Und die Sozialdemokratie, desinteressiert und ohne eigenständige medienpolitische Konzeptionen, läßt sich von den Interessenvertretern des Kapitals die Gangart vorschreiben, reagiert allenfalls schläfrig, wo sie ihrerseits die Initiative zu ergreifen hätte.

Mit der Einsicht, daß der Hörfunk in Österreich und der Bundesrepublik Deutschland immer seichter, immer belangloser, immer anpasserischer wird, daß die öffentlich-rechtlichen Anstalten ohne Not längst alle Unsitten vorweggenommen haben, die sie sich mit guten Gründen von den Privaten erwarten mußten, daß sie auf verhängnisvolle Weise zu Sklaven der Einschaltquoten wurden und sich auf einen Wettbewerb nach den Konditionen der Werbung statt auf eine Konkurrenz der Qualität, die man nur frei von ökonomischen Zwängen gewinnen kann, einließen – mit diesen Einsichten kann man heute kaum mehr jemanden überraschen. Selbst die Verteidiger des Systems wagen nicht mehr, die Veränderungen der letzten Jahre als Verbesserungen auszugeben. Sie nennen nur unterschiedliche Gründe, die die Verschlechterungen als notwendig erscheinen lassen sollen. Ihre wirklichen Absichten, ihre langfristigen politischen Interessen nennen sie in der Regel nicht. Gerade aber auf die kommt es an, wenn man begreifen will, wie es zu der gegenwärtigen Misere kam, wieso sie so schwer zu bekämpfen ist, welche Mittel angewandt werden müßten, wenn man ihr doch noch begegnen will. Mit guten Argumenten gelangt man jedenfalls nicht sehr weit, wo handfeste Interessen und Privilegien auf dem Spiel stehen.

Der in Fortsetzung einer zunehmenden Tendenz anstelle des Journalisten Ernst Elitz zum SDR-Intendanten gewählte Verwaltungsmensch Hermann Fünfgeld, der vorwiegend in Kategorien der Unternehmensführung denkt und sich auch entsprechend ausdrückt, meinte in einem Interview mit den *Stuttgarter Nachrichten* vom 15. Januar 1990, daß beim SDR bisher „die Programmseite oft überproportional begünstigt wurde. Es gab im Vergleich zu anderen Anstalten eine große Bereitschaft, Mittel zur Verfügung zu stellen, um qualifizierte Programme zu machen." Ja was denn sonst, wundert sich der unbefangene Leser. Wenn das, wie Fünfgeld ankündigt, in Zukunft geändert werden soll, so kann das nur heißen, daß fürderhin nicht die Programmseite, sondern die Verwaltung begünstigt werden soll, daß es weniger Bereitschaft geben wird, Mittel für qualifizierte Programme zur Verfügung zu stellen. Und daß Fünfgeld das in die Praxis umzusetzen versteht, hat er mittlerweile bewiesen. Zur Frage von Fusion oder Kooperation von SDR und SWF verkündete Fünfgeld im selben Gespräch: „Ich bin überzeugt, daß es gelingt, den Ministerpräsidenten [damit war damals Lothar Späth gemeint, Th.R.] davon zu überzeugen, daß er mit der Kooperation seine rundfunkpolitischen Vorstellungen auch verwirklichen kann."

Dieses Statement ist in zweierlei Hinsicht bemerkenswert. Zunächst verrät es das gestörte Demokratieverständnis eines Intendanten einer öffentlich-rechtlichen Anstalt – nicht etwa eines Staatsrundfunks, den es im westlichen Teil Deutschlands bisher nicht gab –, wenn er den Ministerpräsidenten und nicht das Parlament, also den Landtag als Gesprächspartner betrachtet. Und zweitens muß man nachfragen, ob es Aufgabe eines Intendanten ist, sich den Kopf darüber zu zerbrechen, wie Ministerpräsidenten ihre rundfunkpolitischen Vorstellungen verwirklichen können, oder ob sie nicht offensiv ihre eigenen rundfunkpolitischen Vorstellungen gegenüber der (Landes-)Politik zu vertreten hätten. Aber wer weiß: Vielleicht sind die rundfunkpolitischen Vorstellungen der CDU-Politiker und der CDU-Intendanten längst miteinander identisch, auch wenn das öffentlich noch nicht so deutlich gesagt wird. Worin die rundfunkpolitischen Vorstellungen der SPD bestehen, ja ob sie überhaupt bestehen, konnte, wie bereits erwähnt, bislang nicht so genau eruiert werden.

So wie der Minister Schwarz-Schilling die Post systematisch zugrundegerichtet hat, weil ihm das ihm anvertraute Unternehmen und die dort arbeitenden Menschen weniger wichtig waren als die Interessen der privat organisierten Industrie – das penetrante Gerede von der Überlegenheit der Marktwirtschaft muß ja seine Früchte tragen –, so machen die Verantwortlichen der öffentlich-rechtlichen Rundfunkanstalten diese überflüssig, indem sie ihnen zunehmend jene Aufgaben zuteilen, die der kommerzielle Privatfunk ebenso gut oder besser erfüllen kann. Sie sind, mehr oder weniger bewußt, die Handlanger der von der Werbung, also wiederum vom heiligen Markt, bedingungslos abhängigen Privatunternehmen.

Dabei ist nicht die Werbung, so lästig sie sein mag, das Schlimme, sondern die Tatsache, daß die Programmstruktur einer der Werbung ausgelieferten Anstalt notwendig ein Niveau anpeilt, mit dem sie möglichst viele Menschen erreicht. Dem Primat, Umfeld für die Werbung zu schaffen, werden alle anderen programmpolitischen Prinzipien untergeordnet, wenn nicht geopfert.

Die Diskussion über Fusion, Kooperation oder Autonomie der südwestdeutschen Anstalten ist deshalb von besonderem Interesse, weil in ihr die Prioritäten deutlicher als bisher kenntlich werden. Welche Absichten konservative Politiker motivierten, eine Fusion zu forcieren, ist klar: Sie wollten den privaten Sendern günstigere Wettbewerbsbedingungen verschaffen und die öffentlich-rechtlichen Anstalten (noch) effektiver unter ihre Kontrolle bringen. Leider war der – vielleicht vorgeschobene – Vorwurf der unwirtschaftlichen Betriebsführung gegenüber den Öffentlich-Rechtlichen, wenn auch mit falschen Argumenten belegt, nicht ganz von der Hand zu weisen. Einem weniger selbstgerechten und dafür widerborstig auf Qualität pochenden Rundfunk stünde mancher grundsätzliche Sympathisant, der die Alternativen kennt, leichteren Herzens zur Seite.

Das Interesse der Kommerzsender ist ebenfalls klar. Sie wollen erstens Geld machen und zweitens den sie finanzierenden Pressure Groups ein Propagandamittel zur Verfügug stellen. Die öffentlich-rechtlichen Anstalten beziehen ihre Existenzberechtigung hingegen daraus, daß sie genau diese Interessen nicht zu haben brauchen. Sie bekommen Gebühren, damit sie einen Bildungsauftrag erfüllen können, damit sie, wie auch Schulen, wie auch öffentlich subventionierte Theater, anbieten, was nach zu deklarierenden Prinzipien als richtig erkannt wurde, und nicht, was sich populistisch der Massennachfrage anbiedert. Das ist nicht elitär, sondern demokratisch. Undemokratisch ist eine Politik, die qualifizierte Kultur einer Minderheit vorbehalten möchte und die Massen mit Schund abfüttert. Aber wer glaubt noch in den öffentlich-rechtlichen Anstalten an einen Bildungsauftrag? Thomas Gottschalk war nicht der erste, und er blieb auch nicht der letzte, der wenige Wochen, nachdem er für das öffentlich-rechtliche System geworben hatte, zu einem Kommerzsender ging. Man kann keiner und keinem von den leitenden Damen und Herren in ARD und ZDF glauben, die noch so tun, als stünden sie mit voller Überzeugung hinter ihrer Anstalt, zumal wenn sie die CDU wählen, die genau dieses System unterminiert. Läßt sich vorstellen, daß man einen Kommunisten, der das bestehende System durch ein anderes ersetzen möchte, zum Verfassungsschutzbeamten machte? Analoges ist in den öffentlich-rechtlichen Anstalten die Regel.

Wenn ARD-Mitarbeiter nun gegen die Fusionspläne auftraten unter Hinweis auf die mit ihnen verbundene Verringerung von Arbeitsplätzen, so war das pure Heuchelei. Wäre dies tatsächlich das Motiv ihres ohnedies zaghaften Widerstands, so hätten sie zuvor für die Gründung von Privatsendern eintreten müssen: Auch diese schaffen, zunächst jedenfalls, neue Arbeitsplätze. Aber es ging niemals um Arbeitsplätze für andere. Die so argumentierten, bangten lediglich um die eigenen Pfründe, um ihren eigenen Arbeitsplatz, häufiger noch (sofern sie unkündbar sind): um die Chance, in der eigenen Anstalt auf eine höher dotierte, mit mehr Prestige versehene Stelle aufzurücken. Nun ist das ihr gutes Recht und menschlich verständlich. Nur möge man doch bitte nicht als im öffentlichen Interesse propagieren, was lediglich den eigenen Interessen dient. Den Redakteur jedenfalls, der eine feste Stelle in einer ARD-Anstalt innehat und von sich aus darauf verzichtete, für eine andere ARD-Anstalt zu schreiben, zu berichten, zu produzieren, um anderen, freien Autoren diese Arbeitsmöglichkeit zu überlassen, wird man kaum treffen. Solidarität ist auch unter Rundfunkmitarbeitern nicht eben populär.

Dazu paßt es, daß sich kaum je ein Rundfunkmitarbeiter dafür stark macht, daß Gesprächspartner von Interviews bezahlt werden. So einsichtig es ist, daß man Persönlichkeiten des öffentlichen Lebens, insbesondere Politikern, für die ein Interview Werbung ist, nichts bezahlt, so sehr man diese vielmehr kritischer anstatt devot befragen müßte, so wenig ist es begreiflich, daß in einer Gesellschaft, in der alles bezahlt werden muß und als minderwertig gilt, was keinen Preis hat, ausgerechnet jene unbezahlt bleiben sollen, die mit ihrem Wissen und ihren Gedanken Sendezeit füllen, also jene Ware liefern, für die Gebührenzahler und, weil sie die Hörer beschafft, die werbende Industrie ihrerseits bezahlen.

Das einzige wirklich schlagende Argument gegen eine Fusion, für eine Autonomie der Sender wäre ihre je spezielle Versorgung der Region. Die Entwicklung der letzten Jahre lief aber genau in die entgegengesetzte Richtung. Mittlerweile gleichen sich und den Privatprogrammen die Programme von SDR und SWF über weite Strecken aufs Haar (und daraus bezieht auch die Werbung für den SWF ihre Logik, man solle doch lieber gleich das Original hören). Hier wie dort die selben Hitparaden, hier wie dort die gleichen ausgelutschten Moderatorenspäßchen, hier wie dort die austauschbaren Kurzberichte aus Politik, Sport, Kultur, Klatsch und Human Interest. Der Magazinfunk, der wirkungsvoll jenes Cevapcici-Bewußtsein erzeugt hat, das er zu seiner Legitimation jahrelang als gegeben voraussetzte, ist mittlerweile allen Warnungen zum Trotz omnipräsent. Seine prognostizierbare Gefahr, daß er nämlich die Darstellung von größeren Zusammenhängen unmöglich macht, daß er das Erkennen und Analysieren von Strukturen und Kausalitäten systematisch zerstört, ist nicht kleiner geworden. Selbst Graf Lambsdorff mokierte sich einmal in einer Talk Show über jene Legasthenikerinterviews, in denen er in anderthalb Minuten die Marktwirtschaft erklären soll. Herr Bresser vom ZDF, der im Publikum saß, lachte schallend. Ob er auch im Rahmen seiner Kompetenz etwas gegen diese geistfeindliche, antiaufklärerische Rundfunkpraxis zu unternehmen gewillt ist?

Daß der Rundfunk mit seinen Programmen jenen unkonzentrierten Hörer produziert, den er zu deren Rechtfertigung als gegeben voraussetzt, hat übrigens interessante Parallelen im Programm selbst. Ein Privatsender gestaltete unter Mitwirkung der unvermeidlichen Karin Struck eine Propagandasendung gegen die Abtreibung. Frauen erzählten darin von den schlimmen psychischen Folgen, die eine Abtreibung für sie gehabt hätte. Offenbar kommt niemand auf die Idee, daß es Sendungen wie diese sind, die psychische Probleme der darin vorgestellten Art erst produzieren. Wenn man jemandem oft und eindringlich genug erklärt, wie sehr die Papiererzeugung den Waldbestand und damit das Weltklima schädigt und welche Katastrophen das bewirken kann, wird er auch kein Buch mehr ohne schlechtes Gewissen oder nachfolgende Alpträume aufschlagen können. Es ist der Erwähnung wert, daß die genannte Sendung in einem Sender ausgestrahlt wurde, der kostenlos, aber ohne Kennzeichnung gegenüber dem Hörer, von der Kirche produzierte Sendungen, also Werbung für deren Ideologie, ausstrahlt, der demnach die redaktionelle Verantwortung an Interessengruppen delegiert wie der Süddeutsche Rundfunk an die Raiffeisenbanken für die von ihnen gesponserten Börsenmeldungen. Wann hat man zuletzt dem Träger des alternativen Büchnerpreises Karlheinz Deschner kostenlos Sendezeit zur Verfügung gestellt?

Daß der Süddeutsche Rundfunk, aus dessen Programm hier die meisten Beispiele stammen, keine Ausnahme bildet, sondern typisch ist für die öffentlich-rechtlichen Anstalten in der Bundesrepublik, daß, was an ihm zu demonstrieren ist, ebenso für den ORF und modifiziert auch für die privaten Anstalten gilt, kann jeder Rundfunkhörer selbst am besten beurteilen.

Wer glaubhaft gegen die Fusion von Sendern argumentieren will, muß zugleich für deren Diversifikation, für deren deutliche Profilierung gegenüber den benachbarten ARD-Anstalten und gegenüber den kommerziellen Konkurrenten kämpfen, für eine regionale, unverwechselbare Handschrift. Die Autonomie eines Senders legitimiert sich nicht durch Einschaltquoten, sondern einzig und allein durch sein eigenständiges, unersetzbares Programm, durch das Spezifische also und nicht durch den kleinsten gemeinsamen Nenner.

Wessen aber rühmt sich der SDR? In seiner Vorwärtsverteidigung ließ er sich, wie erwähnt, auf eine Kooperation mit dem SWF ein, um die Fusion zu verhindern. Nicht jedoch die austauschbaren Servicewellen kooperieren da, sondern das zweite Programm, das letzte Refugium für profilierte Wortbeiträge. Statt wie früher 40 Prozent wurden zunächst 90 Prozent des zweiten Programms von SDR und SWF gemeinsam bestritten, heute gibt es nur noch ein gemeinsames S2. Was bedeutet das in der Praxis? Einmal: eine weitere, starke Reduktion von Wortbeiträgen, die von freien Mitarbeitern geliefert wurden. Sie haben nun mal im Rundfunk die schwächste Lobby. Auf ihrem Rücken wird der Landesregierung in die Hände reformiert. Zweitens: über kurz oder lang die Auflösung von Orchestern. Nun mag man einwenden, daß der Bedarf an klassischer und zeitgenössischer E-Musik sich auch decken läßt, wenn nicht jede Anstalt ihr eigenes Orchester hat. Das ist aber zu schlicht gedacht. Eine große Zahl von Orchestern liefert die Voraussetzungen für einen qualifizierten Musikernachwuchs. Nur wo es den Humus gibt, der für Breite sorgt, können auch die wenigen Spitzen gedeihen. Das deutschsprachige Theater hat nur deshalb gegenüber dem Theater in den meisten westeuropäischen Ländern und in Nordamerika seinen deutlichen qualitativen Vorsprung bewahren können, weil die vielen, auch unbedeutenden Provinztheater die Basis liefern für das große, künstlerische, nichtkommerzielle Theater etwa an der Schaubühne, an der Burg, an den Kammerspielen, am Thalia-Theater und anderswo.

Das Qualitätsprogramm von SDR und SWF wurde also vereint. Getrennt, also doppelt hingegen wird man weiterhin jenen unspezifischen Stumpfsinn produzieren, der seinen bisherigen Höhepunkt in den publizistisch ausgeschlachteten Top-Tausend-Dauerhitparaden erreichte.

Wenige Tage, ehe der deutsche Südwesten auf die Frage „Wollt ihr die totale Hitparade?“ mit einem einmütigen „Ja!“ antwortete und alle anderen Funkformen dem Rund-um-die-Uhr-Spektakel zu weichen hatten, war Karl-Heinz

Böhm Gast in der SDR-Sendung Leute und erzählte von der Not in Äthiopien. Es wäre ja denkbar, daß der Sender fünf Tage und fünf Nächte lang über das Elend auf dieser Welt berichtet hätte, daß Geld gesammelt und damit Menschenleben gerettet worden wäre – soviel wie nie zuvor, ein Rekord. Doch der einzige Rekord, mit dem man sich im Guinness Buch verewigen möchte, ist offenbar der einer völlig unsinnigen Hitparade, einer mehrtägigen Orgie der Selbstbeweihräucherung und der populistischen Höreranmache, wo man gymnasiastenhaft herumalbert, über Freßpakete jubelt, die ins Studio geschickt wurden, oder die Hörer zu Feten animiert, eines Rundfunks, der nur noch sich selbst thematisiert, weil er nichts mehr zu berichten hat. Daß die Moderatoren mit einem Buch über das Abenteuer ihres Lebens nachdoppelten, liegt in der zynischen Logik solcher Aktionen.

Nun geht es nur noch darum, den Rekord zu brechen. Viertausend Hits in zwei Wochen. Dann wird der Arzt im Studio, der den Blutdruck der unermüdlichen Moderatoren mißt, nicht mehr reichen. Dann bedarf es auch der psychiatrischen Betreuung. Aber was tut's. Für ein paar Prozent mehr Hörer sind ein paar Prozent mehr Verblödung kein zu hoher Preis.

Weils so schön war, nahm SDR 3 einen Fasching zum Anlaß, seine Wortsendungen wieder einmal zugunsten eines Sechstageradios zu dispensieren, dessen Albernheit die kühnsten Erwartungen übertraf. Nun ist der deutsche Faschingszwang an sich schon eine ziemlich qualvolle Angelegenheit. Aber dem SDR ging es nicht um Fasching, sondern um eine erneute Probe für den populistischen Rundfunk von morgen. Sogenannte Progressive verraten hinter vorgehaltener Hand die schlaue Taktik, der privaten Konkurrenz Hörer abwerben zu wollen, und merken nicht, daß es nichts mehr gibt, wofür es sich lohnte, Hörer abzuwerben. Die Taktiker sind auf ihre eigene Taktik reingefallen, sie glauben an ihre eigenen Sekundärrationalisierungen, wenn es denn nicht einfach Lügen sind.

Die Zukunft des Rundfunks gehört der Dauerhitparade, die natürlich überhaupt nichts besagt. Oder ist nun der *Nowhere Man* der Beatles tatsächlich schlechter als *Du hast jetzt keine Träne mehr* von Peter Maffay, weil er auf Grund einer statistisch höchst obskuren Erhebung ein paar hundert Plätze hinter diesem Schlager zu stehen kommt? Ist eine Belanglosigkeit von Sandra nun tatsächlich bedeutender als Bob Dylans *Like A Rolling Stone?* Die Zukunft gehört der Dauerhitparade, die ganze Woche, täglich von 0 bis 24 Uhr. Der öffentlich-rechtliche Rundfunk nimmt die Zukunft vorweg. Er ist, wie nicht anders zu erwarten, wieder einmal Avantgarde. In der typischen Mischung aus Banausentum und einer Überleitungsmanie, die Rundfunkschwätzer für Witz halten, wurde Friedrich Wolfs Stück *Cyankali,* in dem bekanntlich eine Frau an einer gepfuschten Abtreibung stirbt, so angekündigt: „Die Giftmischer sind wieder unterwegs. Ob das Stück so endet wie der Film *Cocktail für eine Leiche* erfahren Sie um 20 Uhr im Theater im Westen.“ Das kam von einem Privatsender. Aber wer schlösse eine Wette ab, daß derartige Idiotie in den öffentlich-rechtlichen Anstalten nicht vorkommen könnte. Und wer wagte, wenn er im Radio die dümmlichsten Moderatorendialoge, die schäbigste Höreranmache empfängt, heute noch mit Sicherheit zu sagen, ob er einen privaten oder einen öffentlich-rechtlichen Sender erwischt hat?

Verteidiger des Status quo versuchen, eine Kritik, die auf Rundfunk als Bildungsmedium insistiert, lächerlich zu machen, indem sie suggerieren, die Kritiker sehnten sich nach dem alten „Dampfradio“, nach dem erhobenen Oberlehrerfinger. Aber welcher vernünftige Mensch denkt beim Stichwort „Bildung“ an das, was mit dem erhobenen Oberlehrerfinger gemeint ist? Die Terminologie bestimmt das Ergebnis. Wie wäre es, wenn man, anders als die Verteidiger der Rundfunkzerstörung, statt „belehrend“ aufklärerisch, statt „Oberlehrerhaltung“ demokratisches Verhalten, statt „besserwisserisch“ sein durch Privilegien erworbenes Wissen an andere weitergebend sagte? Wäre, was damit gemeint ist, so schlecht? Aber vielleicht haben die Rundfunkgestalter ja gar kein Wissen mehr, das sie weitergeben könnten.

Woher dieser wundersame Konsens bei der Befürwortung des Entertainment? Könnte es sein, daß es nicht Einsichten, sondern Interessen zu verteidigen gilt? Ein Rundfunkmitarbeiter, der vor fünfzehn Jahren noch durchaus kritische Ansprüche formulierte, wetterte einmal während der Berliner Filmfestspiele in einem Kommentar gegen ein „Kopfkino“, das „keine Geschichten erzählt“, weil, wie er ausführte, Kino „nun mal ein Trivialmedium“ sei. Das biedert sich an an die schick gewordene Koketterie mit der Unbildung, die die Trivialisierung sämtlicher Lebensbereiche billigend in Kauf nimmt, ja fördert. So redet der Typus, der in Boulevardpresse und Rundfunk Karriere macht. Es versteht sich leider mittlerweile fast von selbst, daß der Maßstab, den dieser Typus an kulturelle Produkte anlegt, aus den USA stammt. Gewiß ist nationalistische Beschränktheit nicht die wünschenswerte Alternative zur Verherrlichung alles Amerikanischen. Aber nicht nur zerstört der aggressive US-Kulturimperialismus andere Kulturen; er erhöht auch die Bereitschaft – und ein großer Teil unserer Rundfunkmitarbeiter unterstützen ihn dabei –, gegebenenfalls militärische Interventionen zu tolerieren, wo diese zunehmend selbstverständlich gewordene scheinbar internationale US-Kultur gefährdet scheint oder es tatsächlich ist.

Schlimmer noch als all die Dudelwellen ist allerdings das sogenannte *Klassik-Radio.* Während nämlich Rock- und Pop-Titel in aller Regel für das Drei- bis Fünf-Minuten-Format konzipiert sind, reißt das Klassik-Radio einzelne Sätze aus dem größeren Zusammenhang, der erst den Sinn macht (es folgt also ebenfalls dem Varieté-Prinzip), verschlagert es das Repertoire durch eine radikale Einengung, die vorwiegend Vivaldi, Ohrwürmer von Bach und Mozart, vielleicht noch die *Bilder einer Ausstellung* zuläßt. Auch die „Klassik" also (was Renaissance, Barock, Moderne einschließt) wird reduziert auf wiedererkennbare Häppchen, auf eine Gummibärchenkultur, die keinerlei Anstrengung, keinerlei Einsicht in Strukturen abverlangt.

Werfen wir einen Blick aufs Fernsehen, das wegen seiner größeren Massenwirkung im allgemeinen mehr publizistische Aufmerksamkeit erregt als der Hörfunk. Was Schmiere im Fernsehen bedeutet, kann man beispielhaft in der Landesschau von Baden-Württemberg studieren. Da darf nicht bloß einfach berichtet werden. Da muß sich eine Reporterin wie ein Kind im Vorschulalter verkleiden und inszenieren, da muß sie mit einer merkwürdig dilettantischen Auffassung von Infotainment flockig daherquasseln, weil sie wohl kein Vertrauen zum Objekt ihrer Berichterstattung hat.

Da watet Sonja Schrecklein durch einen Bach zu Korbflechtern. Da kündigt die unterdurchschnittlich begabte Laiendarstellerin von des Fundus Gnaden in Perücke und Reifrock eine Ersatz-Marie-Antoinette an. Wenn sie von einer Kunstschule berichtet, sprayt sie zuvor mit dem Airbrush Farbe auf die Kamera. Für die Vorstellung eines Kriminalmuseums spannt sie sich – oh Schrecklein, laß nach! – in einen Pranger, um mit aufgerissenen Augen ins Objektiv zu glotzen. Für die Ansage eines „waschecht schwäbischen“ Bunten Abends imitiert sie lippensynchron einen Bauchredner. Da schneidet sie Bäume aus Papier aus, ehe sie Landwirte zeigt, die Obstbäume zurechtstutzen. Für einen Radiosammler legt sie, im zu engen Glitzerkleid und die Perlenkette herumwirbelnd, einen peinlichen Tanz aufs Parkett, der wohl an einen Charleston erinnern soll. Sonja Schrecklein sitzt auf einem Schneefahrrad und sagt „igitt“, wenn es um eine Kuriositätenausstellung in Straßburg geht. Oder sie führt, als römischer Feldherr verkleidet, in ein Zunfthaus, mit eben jener pseudoaltertümlichen Simpelsprache, mit der sie schon das Zeitalter der Marie-Antoinette zu beschwören versuchte. Oder sie stopft sich zur Ansage ein Wurstbrötchen in die Gosch, obwohl man doch bekanntlich mit vollem Mund nicht sprechen soll – zumindest nicht im Fernsehen. Bald läßt sie sich vor der Kamera das Gesicht beschmieren, bald macht sie, irgendwelchen Tanzmariechen zuliebe, Kniebeugen. Die Beispiele wurden in der Karnevalszeit beobachtet. Wer freilich hoffte, mit dem Aschermittwoch habe der Spuk ein Ende, wurde enttäuscht. Für Sonja Schrecklein ist das ganze Jahr Karneval.

Sonja Schreckleins Kollegin Doris Buhlinger will da nicht zurückstehen. Sie setzt sich, närrischer als die Faschingsnarren, von denen sie berichten soll, in eine Tonne oder saugt, wortlos, vor sich hin glotzend und in einem Stuhl schaukelnd, Cocktail aus dem Glas, ehe sie einen Bananenzüchter vorstellt.

Daß dieser Selbstdarstellungsschwachsinn (noch?) kein Programmprinzip, sondern personenabhängig ist, läßt sich daraus schließen, daß Anton Jany, der Frau Schrecklein und Frau Buhlinger gelegentlich ablöst, auf derlei dämlichen Firlefanz verzichtet.

Die regressive Schmiere der Landesschau darf dennoch als Symptom betrachtet werden. Was wir seit einigen Jahren miterleben, ist die systematische Infantilisierung in den und durch die Medien. Sie verfolgen eine dumm haltende und dumm machende Strategie, die die Rezipienten in einen Zustand versetzen soll, in dem sie zunächst die Werbung und dann die beworbenen Produkte besinnungslos konsumieren wie der Säugling die Muttermilch. Dazu gehört denn auch eine Babysprache. Als wäre eine sachliche Wettervorhersage schon eine Überforderung der Fernsehzuschauer, stammelt Herr Kachelmann ein Basic Deutsch daher, in dem „dieses Ding da" mal der Kölner Dom, mal eine Wolke sein kann, „diese Dingerchen" zwei unidentifizierte Gebäude sind und Berge „in der Gegend rumstehen". Kachelmanns baby talk als Alternative zur Anmache der privaten Wetterdamen: wie gerne erführe man einfach, ob es am nächsten Tag regnen und wie warm oder kalt es werden wird, ohne Plapperbeigabe und Augenzwinkern.

Will man Kinder mit dem dämlichen *Käpt'n Blaubär* im Morgenmagazin schon vor dem Weg zur Schule ans Fernsehen locken, oder behandelt man, was wahrscheinlicher ist, die Erwachsenen als Kinder? Infantilität und eine bedenkliche Vorstellung von Humor werden manifest, wenn dieser Herr Kachelmann am Rosenmontag eine rote Pappnase für die Wettervorhersage aufsetzt, wenn Frau Heidenreich in einem Ratespiel mit dem Gestus eines Kindergartenkindes ihre Zwischenrufe plaziert, als könnte man ihre Anwesenheit vergessen, wenn die Schreinemakers-Rußwurms ihren sentimentalen Kleingärtnercharme versprühen, oder wenn sich das Moderatorenpaar des ZDF-Morgenmagazins, das sich zu den amerikanischen News-Shows, die es nachzuahmen versucht, verhält wie das Ohnsorgtheater zu Ariane Mnouchkines Ensemble, seine

Plauderscherzchen zulächelt. Wenn schon, nach Spielshows und Talkshows, auch in diesem Bereich dem US-Vorbild gefolgt werden muß, dann bitte mit der gleichen Professionalität.

Wer rettet uns vor dem massenmedialen Schmierentheater?

Wer Kritik übt am alltäglichen Fernsehschwachsinn, wird belehrt: das Publikum wolle das so. Wer die rasant zunehmende Infantilität in den Massenmedien beklagt, wird elitär gescholten. Und selbst Fernsehkritiker, die einst auf Aufklärung setzten, haben sich mittlerweile zu einem Plädoyer für das Einverständnis mit dem Bestehenden durchgerungen, weil Pädagogik doch ääächt das Fadeste ist, was man sich denken kann. Abgesehen davon, daß keine empirische Untersuchung beweist, daß die Zuschauer wirklich so dumm sind, wie die Fernsehmacher ihnen unterstellen: In einem Land, in dem die Berufung auf das „gesunde Volksempfinden" und die Diffamierung von Intellektuellen eine unheilvolle Tradition haben, in einem Land, in dem Begriffe und Konzeptionen, die vor fünf Jahren noch keinem, der ernst genommen werden wollte, über die Lippen gekommen wären, mittlerweile den Status der Diskussionswürdigkeit erlangt zu haben scheinen, sollte man sich von derlei Populismus nicht einschüchtern lassen. Ebensowenig wie von der Empörung derer, die das lallende Schmierentheater, *in aller Unschuld* produzieren oder befürworten.

Übrigens: daß man im Fernsehen auch wie mit Erwachsenen reden kann, beweist mit seinem Moderator ausgerechnet ein kommerzieller Sender, nämlich SAT.1 mit Erich Böhme, dem man auch mal anmerken darf, daß er denkt, bevor er, zögerlich, etwas ausspricht. Aber der ist ein Kapitel für sich.

Neben Game Shows und Dating Shows – jener längst

auch bei uns eingebürgerten Mischung aus Exhibitionismus, Denunziation, Frivolität und schlechtem Geschmack –, neben Talk Shows und Reality TV, bei dem man Polizisten bei der Verbrecherjagd begleiten darf oder „echte" Gerichtsverhandlungen von deren Beteiligten reproduziert bekommt, sind es vor allem als Shows aufbereitete Diskussionen zwischen einigen Ausgestellten auf dem Podium, einem ihm gegenübersitzenden Publikum und einem wild in der Gegend herumfuchtelnden – nun ja, Moderator ist wohl nicht das zutreffende Wort: einem Anheizer vielleicht, womit die konkurrierenden Sender des US-amerikanischen Fernsehens ihre Kundschaft vor die Bildschirme (und damit in die offenen Arme der werbenden Industrie) locken. Und da alles, was das nordamerikanische Fernsehen macht, sei es noch so dumm, noch so primitiv, früher oder später bei unseren Programmgestaltern in den privaten und leider auch den öffentlich-rechtlichen Anstalten Wallungen und den Ehrgeiz hervorruft, es zu kopieren, schadet es nicht, wenn man einen Blick über den Atlantik wirft, um festzustellen, welcher Schwachsinn uns nun bevorsteht und bei den Privaten in einer gemilderten Variante bereits eingezogen ist.

Sie heißen, nach ihren Gastgebern, Donahue oder Geraldo, Oprah (Winfrey) oder Maury Povich. Jane Whitney etwa ist eine offenbar kluge Frau, die schnell zu reagieren vermag. Aber ein ernsthaftes Gespräch kommt fast nie zustande, weil Tempo und reißerische Aufmachung, meist bereits durch die Themen vorgegeben, dem Showcharakter gerecht werden müssen. So rennt Jane Whitney mit großen, affektierten Gesten von Diskutant zu Diskutant, die Stimme zu hysterischen Rufen modulierend, die Bewegung und Erregung suggerieren, wo nicht viel mehr als rhetorische Klischees zum Vorschein kommen.

Wie wenig solche Diskussionen über die tatsächliche Mehrheitsmeinung aussagen, wie sehr die Ergebnisse durch die „Versuchsanordnung“ vorweggenommen werden, läßt sich leicht erkennen, vergleicht man thematisch verwandte Sendungen miteinander. Da wird bei Maury Povich über die Justiz in Michigan diskutiert. Über Bildschirm ist ein sympathischer junger Mann in das Studio zugeschaltet, ein Drogendealer, der, was in Michigan eben möglich ist, eine lebenslängliche Haftstrafe erhielt. Er sitzt artig an einem Tisch, im Hintergrund ist ein vergittertes Fenster zu sehen. Auf dem Podium im Studio befinden sich neben der Mutter dieses (weißen) Strafgefangenen die schwarze Mutter eines ebenfalls in Michigan einsitzenden Dealers und, als Gegenpart, ein Staatsanwalt. Man kann die Verurteilten gar nicht anders denn als Opfer sehen, und nahezu alle Beiträge aus dem Publikum strömen Sympathie aus für diese sowie natürlich für deren Mütter, ihnen gilt jeweils der heftige Applaus.

Am nächsten Tag sitzen auf dem Podium des Konkurrenzsenders bei Jane Whitney Verwandte von Ermordeten einem Juristen gegenüber, der die undankbare Aufgabe hat zu rechtfertigen, daß die Mörder nach (verkürzter) Abbüßung ihrer Strafe auf freien Fuß gesetzt wurden. Ungehemmt bekennen sich die Verwandten der Opfer zu individueller Blutrache, sie bekommen den ungeteilten Beifall des Publikums, das fast einmütig die Todesstrafe fordert.

Fazit: Die Sympathie und Zustimmung gehört den jeweils Anwesenden, egal welche Ansichten sie vertreten. Wer Stimmung machen will für mildere Urteile, setzt die Verwandten von Gefangenen auf die Bühne. Wer den Strafvollzug als zu lax empfindet, lädt die Verwandten von Verbrechensopfern ein. Der Zuschauer aber denkt jeweils, er habe so etwas wie eine repräsentative Meinungsbefragung miterlebt.

In den Fernsehdiskussionen geht es fast ausschließlich um emotional aufgeladene persönliche Geschichten. Politische Meinungen kommen nicht vor. Da geht es um Homosexuelle, die ihre Ehefrauen verlassen haben, um HIV-Infizierte, die „daten“, also Rendezvous mit sexuellem Kontakt haben, da geht es um „starke Frauen“, die Karrieren gemacht haben und – wie sie meinen: deshalb – keine Männer finden. Bei Oprah etwa spreizen sich Kinder, die ihren Eltern vor einem Millionenpublikum vorwerfen, sie nicht zu lieben, Frauen, die vor diesem Publikum und ihren Ehemännern deren Alkoholprobleme diskutieren, Töchter, die, von Oprah ermuntert, die Umgangs- und Kleidungsgewohnheiten ihrer Mütter lächerlich machen. Wo bleibt da die Feinfühligkeit, die sich empörte, als in der Sowjetunion die Gesellschaft in Familienangelegenheiten eingriff, als öffentliche Selbstkritik zum politischen Ritual gehörte?

Die Diskussions-Shows bieten Öffentlichkeit für die Ressentiments der vermeintlich Zukurzgekommenen. Welchen Aussagewert hat es, wenn Männer da behaupten, Frauen wären nur hinter dem Geld der Männer her, wenn Frauen wiederum zu Protokoll geben, Männern sei Sex wichtiger als Intelligenz und Persönlichkeit? Mal abgesehen davon, daß Sex wohl auch ein Teil der Persönlichkeit ist: Welche Frau wird sich eingestehen, daß sie vielleicht einfach keine besondere Persönlichkeit hat? Sie verwandelt, was sie als Erfolglosigkeit empfindet, in ein als Vorwurf an „die Männer“ gekleidetes Gesetz, zugleich suggerierend, daß sie – im Gegensatz zu erfolgreichen Frauen, die es offenbar nur über den Sex schaffen – Persönlichkeit besitze.

Die beängstigend fortgeschrittene Infantilisierung der nordamerikanischen Bevölkerung ist bei jenen, die sich Eintrittskarten zu solchen Shows beschaffen, besonders ausgeprägt. Dieses Publikum reagiert auf Wirklichkeit wie auf TV-Fiktion und verwandelt diese Wirklichkeit (und sich selbst) in eine Show, die den reduktionistischen Gesetzen des Mediums gehorcht. Wenn Woody Allen in einem seiner letzten Filme einen berühmten Wilde-Ausspruch dahingehend abändert, daß das Leben nicht die Kunst nachahme, sondern schlechtes TV, dann sind die Diskussionen des amerikanischen Fernsehens der Ort, wo sich dieses Leben mit dem schlechten TV ein Stelldichein gibt.

Es ist nur eine Frage der Zeit, bis auch wir hierzulande an diesem Stelldichein teilhaben dürfen. Der US-amerikanische TV-Imperialismus kennt keine Hemmungen. Der einstmals anspruchsvolle britische Channel 4 übernimmt die Show von Oprah – nicht etwa als Modell, nicht etwa mit britischem Publikum, auf die eigenen Verhältnisse übertragen, sondern so, wie sie in den USA aufgezeichnet wurde. So dürfen britische Fernsehzuschauer einer Diskussion über die Gesetzgebung im amerikanischen Bundesstaat Texas lauschen. Deutlicher läßt sich nicht demonstrieren, daß Europa zur TV-Kolonie der USA wird.

Welchen Stellenwert die Talk Shows im amerikanischen Fernsehen haben, kann man daran ermessen, daß Winfrey Oprah mit einem Einkommen von 98 Millionen Dollar in zwei Jahren auf Platz 1 der Liste der bestverdienenden Entertainer stand. Man mag sich im übrigen fragen, wie es um die Moral einer Gesellschaft steht, in der die Werbung es ermöglicht, daß eine Talk-Masterin rund 50 Millionen Dollar im Jahr erhält, während einige ihrer Zuschauer nicht genug zu essen haben. Und wie glaubwürdig da verbales soziales Engagement ist.

Am 9. Februar 1995 verkündete Verena Lueken, Redakteurin der *Frankfurter Allgemeinen Zeitung,* der Welt ihren berechtigten Zorn. Schon der Untertitel ihres Artikels ließ an Deutlichkeit nichts vermissen: „Amerika beweist: Der freie Markt macht Fernsehen dumm". Zustimmend zitiert Verena Lueken, was der amerikanische Kunstkritiker Robert Hughes über Ronald Reagan schrieb: „Nachdem er Amerika mit schlafwandlerischer Sicherheit auf sein Bildungsniveau heruntergezogen hatte, hinterließ er das Land 1988 noch etwas dümmer, als es 1980 gewesen war, und nur Lügen gegenüber sehr viel toleranter." Zustimmend auch erinnert sie an die Anfänge des Fernsehens, als die Überzeugung galt, „daß der Rundfunk viel zu wichtig sei, um ihn den Unregelmäßigkeiten des Marktes zu überlassen". Und dann erklärt sie, worin sich das kommerzielle amerikanische Fernsehen nicht wesentlich von seinen deutschen Nachahmern unterscheidet: „Es lehrt den Zuschauer, Komplexität zu verachten und zu fühlen statt zu denken. Seine zentrale Aufgabe ist es, jenes fiktive Paradies des Begehrens zu erschaffen, für das die Wirklichkeit nur noch Kulisse ist, in der es keine Erfahrung gibt, sondern nur noch den Augenblick – mit jedem Bild verlöscht das vorangegangene, jede Nachricht verschwindet mit der nächsten. Fernsehen ist, gelinde gesagt, kein Medium der Erinnerung." Dem „Dogmenkatalog des amerikanischen Konservativismus, daß das Fernsehen Teil des freien Marktes sei", hält Verena Lueken entgegen, daß „die Beförderung der Dämlichkeit als Antwort auf anti-elitäre Attacken der falsche Weg" war – in Amerika wie in Deutschland. Ihre Lehre aus der amerikanischen Erfahrung lautet, „daß das Fernsehen unter Marktbedingungen nur noch stupider werden kann".

Wer möchte Verena Lueken da nicht recht geben. Daß andere all dies schon seit Jahren sagten, macht es nicht weniger wahr. In der *Frankfurter Allgemeinen* freilich, die bekanntlich an einem von Verena Lueken zutreffend charakterisierten Sender, nämlich SAT.1, beteiligt ist, las man derlei bislang nicht. Da wurde vielmehr am 21. Mai 1992 in einem Bericht von den Mainzer Tagen der Fernsehkritik Thomas Gottschalk zugestimmt, der immerhin deutlich gemacht habe, „daß die Kommerzialisierung des Fernsehens nicht nur Dämonen gebiert, sondern auch Vergesellschaftung heißt, in der sich Realität und Fiktion, Komplexität und Obszönität vermischen – wie im richtigen Leben.“ Und da wurde der Kommunikationswissenschaftler Wolfgang R. Langenbucher (mit verrutschter Krawatte!) verhöhnt, weil er im Zusammenhang mit RTL plus von einer „Verdummungsseuche“ gesprochen und vor „Sponsorenschaft und Vampirblock, Imagebildung, Konkurrenzfähigkeit und Marktorientierung“ gewarnt hatte. Autorin dieses (mit dem Joseph-Roth-Preis ausgezeichneten) Berichts war – Verena Lueken.

Nun ist uns ja bekannt, daß im Himmel Freude sein wird über *einen* Sünder, der Buße tut, vor neunundneunzig Gerechten, die der Buße nicht bedürfen. Aber immerhin dürfen wir vermuten, daß es Verena Lueken 1992, vier Jahre nach Reagans Hinterlassenschaft, schon besser wußte. So erführen wir doch – zumal in einer Zeit, da so vielen öffentliche Reue für einstmals begangenen Sünden abverlangt wird – zu gerne, was Verena Lueken vor drei Jahren abhielt, auszusprechen, was sie heute sagt, und was in ihr die Wandlung bewirkte. Denn eins steht fest: ihr Artikel von damals hat mitgewirkt an dem Zustand, den sie jetzt beklagt. Er hat jene ermutigt, die heute zugunsten des kommerziellen Fernsehens beseitigen wollen, was Verena Lueken nur verspottete: den öffentlich-rechtlichen Rundfunk.

Die Agenten der Entwicklung in den Medien sitzen in deren Redaktionen, aber auch an den Hochschulen. Sie sind in der Regel zwischen fünfundzwanzig und vierzig Jahre alt, seltener ehemalige 68er, die, Mitläufer schon damals und Mitläufer nach jeder Kurskorrektur, sich beflissen geben, durch lautstarke Ressentiments gegen alles, was nach Aufklärung aussieht, ihre eigene Vergangenheit zu überwinden. Längst haben diese Konjunkturritter jegliche kritische Haltung dispensiert zugunsten eines strahlenden Zynismus, der den Status quo im Namen der Macht des Faktischen preist und stärkt.

Als paradigmatisch für die Generation der smarten Angepaßten, deren Menschenverachtung sich in der Aufkündigung des Anspruchs auf Mündigkeit äußert, kann der Essener Kommunikationswissenschaftler Norbert Bolz gelten, der lediglich den Jargon liefert für einen weit verbreiteten Typus, den er – unfreiwillig – eher karikiert als repräsentiert. In einem Gespräch mit dem Deutschlandfunk meinte er: „Es könnte sein, daß unser Leben eine Verlaufsform angenommen hat, der die klassischen Formen intellektueller Bewältigung überhaupt nicht mehr gewachsen sind. Und daß es sehr viel angemessener unserer Wirklichkeit mittlerweile ist, sie in viel kleineren Formen zu verarbeiten, meinetwegen in Gags, in Formeln. Heutzutage kann man nicht mehr besonnen argumentieren. Man muß alles in knappe Formeln bringen können, um es überhaupt vermitteln zu können."

Dies ist, wie gesagt, keineswegs kritisch, sondern affirmativ gemeint. Suggeriert wird ein vorgegebenes „Heutzutage", dem man zu entsprechen habe, als wäre dieses „Heutzutage" nicht das Produkt einer Vielzahl von Einflüssen, zu denen auch das Verhalten jenes Kollektivs gehört, dem Bolz die Unmöglichkeit besonnenen Argumentierens verkündet. Der Trick ist verbreitet: wie die Kröte auf die Schlange, so starren die Universitäts- und Medien-Yuppies auf „unser Leben", „unsere Wirklichkeit", „unsere Zeiten", als wären die gottgewollt und unveränderbar. Sie verschweigen, im Interesse derer, denen diese Zustände nützen, daß „unser Leben“, „unsere Wirklichkeit“ „heutzutage“ nicht zwingend Gags und Formeln vorschreiben, sondern ihrerseits das Ergebnis des Verzichts auf „klassische Formen intellektueller Bewältigung“, „besonnenen Argumentierens“ sind, und daß diese zu rehabilitieren sind in der kritischen Auseinandersetzung mit einer schlechten Wirklichkeit. Ganz nebenbei muß man sich im übrigen fragen, ob jemand, der die Ansicht vertritt, man könne heutzutage nicht mehr besonnen argumentieren, qualifiziert ist, Studenten auszubilden – ja wozu, wenn nicht zu besonnenem Argumentieren eben?

Der öffentlich-rechtliche Rundfunk hat in den letzten Jahren systematisch solche Leute eingestellt, die sich weniger durch Können und Wissen auszeichnen als durch die Fähigkeit zur Anpassung, schleimige Karrieristen, die in vorauseilendem Gehorsam realisieren, was die Mächtigen von ihnen erwarten. Sie sind fürwahr die letzten, die sich über den Typus Werner Höfer mokieren dürfen. In weniger demokratischen Zeiten als den unseren würden sie mit ihrem Charakter und ihrem zynischen Opportunismus nicht anders gehandelt haben als er. Wer sich schon bei so wenig Druck von oben, wie er in unserer Gesellschaft trotz allem herrscht, so willig prostituiert: wie verhielte der sich in einem System, in dem Zivilcourage tatsächlich gefährlich ist? In den Rundfunkhäusern gibt es auch noch den alten Typus des moralisch und aufklärerisch motivierten Journalisten. Immer wieder wird der Außenstehende von fest angestellten Kolleginnen und Kollegen angesprochen, die sich empören über den zunehmenden Schwachsinn in ihren Sendern, etwa über eine flotte Einleitung zu den Nachrichten: „Wenn Sie wissen wollen, was in der Welt so passiert, spitzen Sie jetzt die Ohren!" – worauf eine Meldung über eine Flugzeugkatastrophe mit zahlreichen Toten folgt.

So erfreulich es ist, daß auch in den Rundfunkhäusern noch kritische Journalisten sitzen, so entmutigend ist es, daß sie hinter vorgehaltener Hand darum bitten, mal wieder etwas darüber zu schreiben, statt selbst lautstark aufzutreten. Freilich: wer erfahren hat, wie stur und unbelehrbar die Verantwortlichen ihre Politik der Zugrunderichtung des öffentlich-rechtlichen Rundfunks vorantreiben, kann die Resignation der Unzufriedenen unter den Machern wie unter den Hörern verstehen. Und in der Tat ist die Hoffnung gering, daß sich etwas ändern läßt, wo die Interessen, die Änderungen verhindern, so stark sind. Um es zugespitzt zu sagen: in den letzten Jahren der DDR dürften die Mitarbeiter in den dortigen Medien mehr Einfluß gehabt haben auf das Profil ihrer Arbeitsstätten als die gesamtdeutschen Rundfunkjournalisten heute. Zur Selbstgerechtigkeit besteht in den alten Bundesländern fürwahr kein Anlaß, und ein bißchen „Wir sind das Volk!" täte den Rundfunkmachern gewiß gut.

Die Alternative lautet hier wie in allen gesellschaftlichen Bereichen: Widerstand oder Anpassung. Sie stellt kein Problem dar für den, der so denkt wie das System. Für die anderen gilt: Karriere ist nicht alles. Man muß immer überlegen, ob das Ergebnis den Preis wert ist. Man sollte Freunde um Kontrolle bitten, rechnen mit Phänomenen wie der kognitiven Dissonanz, der Sekundärrationalisierung, der viel zitierten aber selten vermiedenen „Schere im Kopf", unmerklichen Veränderungen des Bewußtseins, vorauseilendem Gehorsam. Man mag sich fragen, ob ein Journalist moralischer sein muß als ein Fabrikarbeiter. Man darf wohl von ihm mehr Zivilcourage erwarten; und daß er nicht immer wieder als Erpressung ausgibt, was in Wirklichkeit akzeptierte Bestechung war. Schwierigkeiten mit den Vorgesetzten sind, in meinungsrelevanten Bereichen mehr als anderswo, die Regel. Wer sie nicht hat, macht etwas falsch.

Vom Journalismus darf erwartet werden, daß er sich nicht den partikulären Interessen der Industrie dienstbar macht. Auch nicht, etwa durch Hitlisten, der Schallplattenindustrie. Was eine amerikanische Diskussionsteilnehmerin einmal über die Sportjournalisten sagte, gilt zumindest ebenso für deutsche Programmgestalter und Moderatoren im U-Musik-Bereich: „Sie sehen sich als Teil des Systems, anstatt darüber zu berichten.“ Ein demokratischer Journalist muß den Schutz der Mehrheit, der Konsumenten also, zu seiner Sache machen, er sollte nicht die Akzeptanz des Status quo, sondern Kritikfähigkeit fördern. Ohne Journalisten mit Rückgrat, die sich dem gesellschaftlichen Konsens nicht von vornherein und blind anvertrauen, wird das nicht gehen. Und auch nicht, das ist mittlerweile klar, ohne Veränderung der institutionellen Strukturen, also ohne den politischen Kampf gegen jene, die diese Strukturen erhalten wollen.

XIX.

Angefangen hat es damit, daß Firmen ihren Kunden oder Geschäftspartnern T-Shirts schenkten, die den Namenszug der Firma in mehr oder weniger gefälliger Form als Aufdruck trugen. Und die Beschenkten liefen in der Gegend herum, wie vorher schon mit den bedruckten Plastiktüten, als unbezahlte Werbeträgerträger. Inzwischen werden solche T-Shirts gar zum Kauf angeboten. Und Menschen bezahlen dafür, daß sie als wandelnde Litfaß-Säulen durch die Straßen gehen dürfen. Überall auf der Welt: nicht nur eben jene Hits, mit denen auch daheim das Gehör tagaus tagein belagert wird; nicht nur die gleichen Fast-Food-Ketten wie in Wien, Frankfurt, London oder Brüssel; sondern auch die gleichen schäbigen Läden mit schäbigen T-Shirts mit noch schäbigeren Aufdrucken. Die Welt wird sich immer ähnlicher. Es ist bemerkenswert, wie eine Gesellschaft, die so gerne den Individualismus als leitenden Wert verkündet, zuläßt, daß sich der Trend zur Normierung, zum Verzicht auf Differenzierung zugunsten des Groben und Grellen in allen Bereichen verstärkt.

Hat die Werbung mittlerweile solche Verwüstung in den Gehirnen angerichtet? Ist es inzwischen ein vergnüglich-ästhetischer Akt geworden, zur Profitvermehrung eines Unternehmens beizutragen? Oder meint man, sich selbst zu schmücken, indem man, in nicht zu bändigender Bekenntniswut, ein Produkt zum Attribut seiner Persönlichkeit (oder gar zu deren Ersatz) macht?

Die Werbung ist hoffähig geworden. Niemand denkt da

mehr an „die geheimen Verführer“, niemand stößt sich mehr daran, wenn selbst Kindern nutzloses oder sogar schädliches Zeug verklickert werden soll, niemand protestiert mehr, wenn der Rundfunk stillschweigend (aber sehr lautstark) seine Werbung Minute um Minute in früher werbefreie Zeiten hinein ausdehnt. Von einem Thomas Gottschalk erwartet man nichts anderes, als daß er sich jeglichem Schwachsinn andient, aber selbst ein Manfred Krug stellt sich naiv und wirbt ausgerechnet für die Pharmaindustrie und deren Engagement im Osten. (Zur Erinnerung: es handelt sich um jenen Industriezweig und zu einem guten Teil um die selben Unternehmensgruppen, die sich bereits einmal im Osten engagierten, mit Zyklon zum Beispiel.) Werbung hat keinen üblen Geruch mehr. Jeder versteht sie. Sie ist das Leichte, das schwer zu machen ist. Sie ist der offen-sichtlichste Einbruch der Infantilität in die Erwachsenenwelt.

XX.

Der mit Macht betriebene Prozeß der Infantilisierung ist ein klassenbedingter. Vereinfacht gesprochen: das Ziel ist der infantile Konsument, der seine Bedürfnisse rasch und um jeden Preis zu befriedigen wünscht. Jene aber, die die Befriedigung der Bedürfnisse bereitstellen, die Produzenten der Waren und Dienstleistungen, können sich andere Bedürfnisse gönnen, sie auf andere Weise befriedigen, sich sozusagen „erwachsen" verhalten. Sie tun das demonstrativ und beziehen daraus ein Überlegenheitsgefühl, mit dem sie ihre Privilegien zusätzlich zu rechtfertigen versuchen. Freilich ist es längst nicht mehr die humanistische Bildung, aus der die Bourgeoisie noch bis in die fünfziger Jahre hinein ihr Selbstbewußtsein und ihre Legitimation bezog. Der schamlose Kapitalismus erlaubt es den Privilegierten, ihre stets mit hohen Ausgaben verbundenen Rituale protzig zur Schau zu stellen wie einst die Feudalaristokratie.

Es gibt Augenblicke, da der Klassencharakter der Trennung in infantile Arbeitnehmer (die ihre Arbeit geben) und Warenverbraucher auf der einen Seite und Arbeitgeber (die die Arbeit anderer nehmen), Warenproduzenten und deren Verwalter in Wirtschaft und Staat auf der anderen Seite geradezu sinnbildhaft sichtbar wird. Just am Rosenmontag, dem Tag der großen rheinischen Karnevalsumzüge, übertrug das Fernsehen einen Bericht vom Wiener Opernball. So trist die besoffene Lustigkeit der Mainzer Karnevalisten auf den unbeteiligten Beobachter wirken mußte, so sehr die stumpfsinnige Regression, die sich da äußerte, in den größten denkbaren Gegensatz geriet zu jeglichem aufklärerischen Menschenbild – verglichen mit dem Opernball war, was da in den Mainzer Straßen ablief, von geradezu befreiender Anarchie. Beim Opernball, wo sich eben nicht die abzufütternden Kunden, sondern die Verkäufer versammeln, sehen schon die Zwanzigjährigen in ihrer Oberkellnerausstattung aus wie Greise.

Es ist bezeichnend, daß der ORF – namentlich: die aus rätselhaften Gründen als jugendlich progressiv geltende Barbara Stöckl – über diesen Initiationsritus für höhere Töchter und Diplomatensöhne eine Hofberichterstattung lieferte, von der ein Gewerkschaftskongreß oder gar ein Generalstreik nicht einmal träumen darf. Es ist ebenso bezeichnend, daß ausgerechnet dieses feudale Relikt für Sozialdemokraten, die mit Frack und Schärpe in ihrer Loge posieren, eine der Pflege bedürfende Tradition darstellt. Und wenn Bruno Kreisky einmal verkündete, der Opernball koste den Steuerzahler nichts, dann ist das, mit Verlaub, Humbug. Wo man für ein Glas Sekt soviel bezahlt wie beim Mainzer Karneval für zweihundert Pappbecher Bier, wird das Geld dafür von jenen aufgebracht, die den Opernballbesuchern und ihren Institutionen überteuerte Waren abkaufen, zu hohe Gebühren, zu hohe Diäten bezahlen. Auch hier feiern sich die besitzenden „Väter" auf Kosten der im Rahmen ihrer Möglichkeiten konsumierenden „Kinder", die sich, wie es sich für Kinder gehört, artig damit begnügen, ihre prachtvollen Herren (die auch Frauen sein können) auf dem Bildschirm zu bestaunen. Helau.

Kleiner Exkurs über die Liege

Die Zahl der Liegen am Badesteg ist kleiner als die der Hotelgäste. Also gehen einige vor dem Frühstück hinunter und legen Handtücher aus, melden ihren Anspruch an. Kaum einer freilich bleibt den ganzen Tag am See. Das Ergebnis: fast immer sind zwei Drittel der Liegen unbenützt. Wer aber zu spät kam, sitzt auf dem Boden.

Würde jeder die knappen Ressourcen nur in Anspruch nehmen, wenn er sie tatsächlich braucht – sie würden für alle reichen. Allenfalls müßte einer mal ausnahmsweise warten, bis eine Liege frei wird, weil der Zufall mehr Interessenten an den See geführt hat, als sich dort gemeinhin aufhalten. So aber, um diesen seltenen Fall nicht zu riskieren, diktiert der Egoismus, daß die einen mehr haben, als sie nutzen können, die anderen aber nichts.

Noch knapper als die Liegen sind die Sonnenschirme. Da geht einer an den Pool, holt sich einen Schirm von zwei reservierten Liegen weg und stellt ihn sich, vorsorglich, an die selbst belegten.

Er profitiert vom gesetzlosen Zustand. Wie werden jene reagieren, denen der Sonnenschirm genommen wurde? Werden sie Krieg beginnen? Einen Kampf um den Platz im Schatten, bei dem der Stärkere siegt? Oder werden sie nach Regeln rufen, nach einer übergeordneten Instanz, die über ein Gewaltmonopol, eine Polizei, eine Justiz verfügt?

Besonders mißtrauisch beäugt werden die Neuankömmlinge. Sie brauchen nicht Ausländer zu sein. Daß sie nicht dazugehören, ist Grund genug für Skepsis. Als sie, unschuldig, zwei der freien Liegen am Strand belegen, nimmt das Unglück seinen Lauf. Mit einer Aggressivität, die gerade noch vor der physischen Attacke haltmacht, erklären zwei Stammgäste, sie kämen schon seit fünfunddreißig Jahren in dieses Hotel, die Liegen gehörten ihnen.

Natürlich gibt es keinen einklagbaren Anspruch. Und es geht auch gar nicht um die Liegen. Es geht um die Demonstration von erworbenen Rechten, die sich die In-Group gegenseitig bestätigt. Man muß seit Jahren hierher gekommen sein (und damit ganz nebenbei bewiesen haben, daß man zu bequem oder zu unintelligent ist, sich auf wechselnde Situationen, Orte und Menschen einzustellen), man muß aufgenommen sein in den Kreis der Eingeweihten, um Sonderrechte einfordern zu dürfen. Abends sitzt man am Stammtisch und läßt die Neuankömmlinge spüren, daß sie Menschen zweiter Ordnung sind. Man zündet ihre Schlafzimmer nicht an (das würde sich schon der Hotelbesitzer, bei allem Werben um die Stammgäste, verbitten), man jagt die noch Unbekannten nicht mit Baseball-Schlägern, aber die Strukturen, die dem Verhalten zugrunde liegen, sind dieselben, denen Ausländerjäger gehorchen. Man definiert sich als Zugehöriger einer im Grunde willkürlichen Gruppe – der Stammgäste, der Einheimischen, der Deutschen, der Österreicher –, um sich allein durch diese Zugehörigkeit als besserer Mensch begreifen zu dürfen, und diese Überlegenheit stellt man durch die Inanspruchnahme sichtbarer Sonderrechte unter Beweis. Wer sich, unbefugt, solche Rechte anmaßt – etwa die Benützung einer Liege am Strand –, erweckt Aggressionen, deren Unverhältnismäßigkeit komisch wäre, wäre sie nicht so tragisch.

So wie Ausländerfeinde ihre schlechten Manieren in

jene projizieren, die sie verfolgen, so sind es die Langjährigen, nicht die Neuen, die sich laut und aufdringlich benehmen, die über vier Tische hinweg, unbekümmert um andere, ihre Gespräche führen, damit demonstrierend, daß sie sich hier, anders als jene, legitim aufhalten, daß sie genau genommen bei sich daheim sind.

Die Deformation des Menschen in unserer Gesellschaft ist omnipräsent. Die Forderung von Gleichheit, einem der Prinzipien der Französischen Revolution und auch eines sozialistischen Ideals, ist längst verabschiedet zugunsten des unablässigen Drangs, zu den Privilegierten zu gehören (und sei es nur für drei Wochen im Hotel). Hierarchien herzustellen und zu festigen, in denen man sich möglichst weit oben befindet. Selbst einst emanzipatorische Kräfte wie die Frauenbewegung thematisieren weit seltener eine (Chancen-)Gleichheit für alle Menschen als die erstrebte Teilhabe an Privilegien in einer zutiefst antiegalitären Gesellschaft.

Die Struktur der Klassengesellschaft findet in der kleinsten sozialen Einheit ebenso ihr Spiegelbild wie in den mörderischen Aktionen gegen Asylanten, in denen sich in Wahrheit deklassierte Skinheads oder Kleinbürger gegenüber Ausländern als „herrschende Klasse“ imaginieren dürfen, bloß weil sie, wie die Stammgäste im Ferienhotel, „schon länger da waren“. Diese scheinbare Zugehörigkeit zu den Herrschenden äußert sich, nicht anders als bei den wirklich Herrschenden, in der Demonstration von Besitz, der freilich, anders als bei den tatsächlich Herrschenden, ebenso scheinbar ist wie der Status. Das Verhalten des Kindes, das plärrend sein „Das ist meins!“ beansprucht, wenn ein anderes Kind mit seinem Ball spielen möchte, ist zugleich Muster und Folge eines Kapitalismus, für den Infantilität wie Ungleichheit durch Besitz konstitutiv ist.

Warum sollte sich der Stammgast im Hotel, warum sollte sich der Skinhead, der meint, Ausländer würden ihm nehmen, was ihm, der immer schon am Ort war, gehört, und sei es eben das Nutzungsrecht an diesem Ort, anders verhalten in einer Gesellschaft, in der ihm, mittlerweile auch von einer eingeschüchterten oder opportunistischen Sozialdemokratie, tagaus tagein gepredigt wird, daß es keine größere Sünde gebe als die Forderung einer Vergesellschaftung von Privateigentum?

Der Badestrand: die Welt im Kleinen.

Das sozialistische Experiment ist gescheitert. An den Menschen?

An *diesen* Menschen.

Nachbemerkung

In dieser Schriftenreihe ist ein Essay von Lothar Baier erschienen[10], den Hubert Winkels unter dem polemischen Titel *Freiheit oder Literatur* in der *ZEIT* rezensiert hat. Baier verteidigt in einer Weise, die sich gewiß diskutieren läßt, Sartres Engagement-Konzeption. Hubert Winkels aber verbirgt hinter einer rhetorischen Kondition seine Argumente für „die guten Gründe, dieses Engagement in die Geschichte zu verbannen". Nun mag es in der Tat gute Gründe geben, bestimmte (literarische) Formen und Schreibweisen – etwa jene des realistischen Romans des 19. Jahrhunderts – für historisch überholt zu halten, weil sie nicht geeignet sind, der Komplexität der modernen Welt ein ästhetisches Äquivalent zu liefern. Wer aber, wie Winkels, „gute Gründe" bloß behauptet, ohne sie zu nennen, setzt sich dem Verdacht aus, den Zeitgeist opportunistisch zu bedienen, und unterscheidet sich kaum von jenen Apparatschiks des Sozialistischen Realismus, die einst alles, was nicht dem allein zulässigen Modell entsprach, auf den Misthaufen der Geschichte zu verbannen bemüht waren.

Mit eben der Geisteshaltung des Winkels-Verdikts deklarierte Richard Brem, ehemaliger Mitarbeiter der ORF-*Musicbox* und Autor eines Buchs über Ernst Jünger, im *Standard* vom 15. März 1995, die Vorstellung, „Kunst und Kultur hätten gefälligst aufklärerisch zu wirken", sei veraltet. Es ist aufschlußreich, in welchem Umfeld diese Überzeugung steht. Ohne Belege, die er seinerseits von seiner Kontrahentin – in diesem Falle die Wiener Kulturstadträtin Ursula Pasterk – einfordert, verkündet Brem: „Martin Heidegger zählt zu den bedeutendsten Philosophen, Carl Schmitt zu den bedeutendsten Staatsrechtlern unseres Jahrhunderts." Ein paar Liberale und Linke, die von deren Werk „befruchtet" oder „beeinflußt" wurden, müssen als Zeugen herhalten. Mit dem gleichen forschen Wahrheitsanspruch erklärt Brem: „Nun ist es eine altbekannte Tatsache, daß Jugendbewegungen viel zu anarchisch sind, um sich vor irgendeinen Karren spannen zu lassen." Das werden die inzwischen alt gewordenen Anarchisten aus der HJ gern hören. Es ist eine altbekannte Tatsache, daß Schwätzer, die keine Argumente haben, ihre Hirngespinste als altbekannte Tatsachen ausgeben.

Mag sein, daß es sich „diejenigen, die laut den Verlust der Dialogfähigkeit und die verheerende Wirkung von Vorurteilen beklagen" (Brem) – diejenigen? alle? – mit Heidegger, Schmitt und Jünger zu leicht machen. Aber was bewegt den ehemaligen Mitarbeiter einer ORF-Jugendsendung, ausgerechnet diese heute gewiß nicht der Verteidigung bedürftigen Autoren in Schutz zu nehmen? Welchen Zusammenhang gibt es zwischen diesem Drang und der Gegnerschaft zu einer aufklärerischen Kunst und Kultur? Es bedarf da keiner Unterstellung. Der Kontext kommentiert sich selbst.

Soll es uns nun eher beruhigen oder beunruhigen, daß mit voraussehbarer Sicherheit ein neuer Winkels, ein neuer Brem mit neuem Absolutheitsanspruch in ein paar Jahren mit guten Gründen (aber ohne Argumente) den Verzicht auf Engagement, den Verzicht auf Aufklärung in der Kunst in die Geschichte verbannen wird? Vorerst bekennt sich diese Schrift zu Engagement und Aufklärung. Sie und ihr Autor lassen sich gern von allen möglichen Winkels' und Brems in die Geschichte verbannen. Mit welchen Gründen auch immer.

Nachwort zur 2. Auflage

Exakt ein Jahr nach Abschluß des Manuskripts und ein halbes Jahr nach Erscheinen der Erstauflage stieß ich im Bücherschrank eines kleinen amerikanischen Hotels auf ein Buch aus dem Jahre 1949: *The Mature Mind* von H.A. Overstreet.
Es listet an einer Stelle Kriterien für das Erwachsenwerden, für „maturity" auf, die ich meinem Essay gerne zugrundegelegt hätte:
Children must grow from ignorance toward knowledge.
Children must grow from irresponsibility to responsibility.
Children must grow from verbal isolation into communication.
Children must grow toward sexual maturity.
Children must grow away grom their native egocentricity.
Children must grow out of particular seeing into whole-seeing.
An anderer Stelle geht der Autor auf die Massenkommunikation ein. Was er da, 46 Jahre zuvor, konstatiert, belegt einerseits mangelnde Originalität der entsprechenden Passagen in meinem Essay, anderseits aber die Folgenlosigkeit solcher Erkenntnisse. Daß wir heute mit den gleichen Übeln zu kämpfen haben, dämpft den Fortschrittsglauben, macht diesen Kampf jedoch nicht überflüssig. Overstreet formuliert es so:
„Newspapers, radio, movies, and advertising – these might be called the 'big four' of communication. These are the four great money-making enterprises of mind-making. It would be pleasant to report that they all make for the fine maturing of human character. But the report must be otherwise. In spite of what each has contributed to our growth, each has, through its own formula, found it profitable to keep us from full psychological maturing."

April 1996

Anmerkungen

1 Bertolt Brecht: Werke. Band 24 (Schriften 4). Berlin und Weimar/Frankfurt am Main 1991, S. 189f. Die Anmerkungen zur *Mutter* wurden 1938 erstmals veröffentlicht.

2 Bertolt Brecht: Werke. Band 22 (Schriften 2). Berlin und Weimar/Frankfurt am Main 1993, S. 110.

3 Sigmund Freud: Das Unbehagen in der Kultur. Und andere kulturtheoretische Schriften. Frankfurt am Main 1994, S. 39.

4 Sigmund Freud: Die Zukunft einer Illusion. In: Sigmund Freud: Massenpsychologie und Ich-Analyse. Die Zukunft einer Illusion. Frankfurt am Main 1993, S. 151.

5 Sigmund Freud: Das Unbehagen in der Kultur, op. cit., S. 42.

6 ibid., S. 43.

7 ibid., S. 43f.

8 ibid., S. 51.

9 ibid., S. 51.

10 Lothar Baier: Was wird Literatur? Wespennest Essay. Wespennest, Wien 1993.

EDITION WESPENNEST

Lothar Baier
WAS WIRD LITERATUR?

Die Literatur ist in eine Sackgasse geraten, oder zumindest wird immer mehr die Rede von ihrem kurz bevorstehenden Ende laut. Vor diesem pessimistischen Hintergrund stellt sich Lothar Baier – in Anlehnung an Jean-Paul Sartres berühmten Essay aus dem Jahr 1947 – die Frage: Was wird Literatur? Was nicht nur heißen will, wie ist der Stoff beschaffen, aus dem Literatur wird, sondern auch: Wohin geht Literatur? Ausgehend von Sartres häufig mißverstandenem Begriff „Engagement" und Roland Barthes' in Antithese dazu entworfener Literaturtheorie wirft Lothar Baier einen kritischen Blick auf das aktuelle literarische Geschehen in Europa und den USA. Allerdings ohne jemals den Raster eines toten Literaturbegriffes über die lebendige Materie Literatur zu stülpen, denn: „Hie und da gibt es das Glück des erwartungslos überwältigten Lesens, für das die Frage, was Literatur wird oder was aus ihr wird, ganz einfach nicht zählt".

Englische Broschur 14x22 cm 130 Seiten ISBN 3-85458-502-0
öS 198,–/DM, sfr 30,–

Werner Kofler
WIE ICH ROBERTO CAZZOLA IN TRIEST PLÖTZLICH UND GRUNDLOS DREI OHRFEIGEN VERSETZTE

Versprengte Texte. Mit einem Nachwort von Klaus Amann

Sind der Kulturbetrieb und seine Protagonisten tatsächlich so ungeniert dumm und dreist wie sie uns Werner Kofler, bekannt für literarischen Spott vom Feinsten, vorführt, oder werden sie erst in seiner Darstellung zu dem, was sie wirklich sind? Denn Wirklichkeit und Fiktion liefern sich in Werner Koflers Texten einen erbarmungs- und aussichtslosen Kampf. Vorgefundenes und Erfundenes wechseln unablässig die Plätze, bis sie nicht mehr voneinander zu unterscheiden sind. Seinen Lesern schenkt Werner Kofler ein boshaftes Vergnügen, eine abgefeimte Freude am Wiedererkennen: Seine Protagonisten verleumdet er mit dem, was sie wirklich gesagt haben.

Englische Broschur 14x22 cm 160 Seiten ISBN 3-85458-504-7
öS 198,–/DM, sfr 30,–

Karin Fleischanderl
DES KAISERS NEUE KLEIDER

Schreiben in Zeiten der Postmoderne.

In Zeiten der Postmoderne, so heißt es, bringt auch die Literatur nichts Neues. An die Stelle der Originalität tritt die Wiederholung, das Zitat, Utopie wird etwa durch „Doppelkodierung" ersetzt.

Der Verzicht auf Innovation bedeutet allerdings auch einen Verzicht auf Literatur, denn mit welchem Recht legitimiert sich Kunst als Kunst, wenn sie sich in keiner Weise von bekannten, durch den hundertfachen Gebrauch trivialisierten Formen unterscheidet? Womit sich die Frage stellt: Gibt es überhaupt eine postmoderne Literatur oder ist sie bloß eine Werbestrategie der Verlage?

Karin Fleischanderl untersucht die Atmosphäre, in der die sogenannt postmoderne Literatur gedeiht. Von Umberto Eco bis zu Christoph Ransmayr und Robert Schneider. Und zwar von einem Standpunkt aus, der nur ein moderner sein kann. Denn lebten wir tatsächlich in Zeiten der Postmoderne, die angeblich jede Hierarchisierung abschafft, wäre nicht nur Kunst, sondern auch das Reden über sie unmöglich geworden. Und das würden sich nicht zuletzt die „postmodernen" Autoren verbieten.

Englische Broschur 14 x 22 cm 120 Seiten ISBN 3-85458-507-1
öS 198.–/ DM, sfr 30.–

Waltraud Haas
WEISSE WUT

Prosa und Lyrik.

Eiskalt und kontrolliert, „weiß" eben, ist die Wut, der Waltraud Haas in dichten und genau kalkulierten poetischen Bildern Ausdruck verleiht. Sie wird lustvoll festgehalten, um sich an den Institutionen zu reiben, denen ihre Personen in die Falle gegangen sind: den Beziehungen, der Familie, den psychiatrischen Anstalten. Die Wut als effiziente literarische Haltung, die es erlaubt, die frühen Verletzungen immer wieder neu zu beleben.

In lyrischen Prosatexten wie in Gedichten mißt Waltraud Haas den Raum aus, dessen Grenzen ihre literarischen Doppelgängerinnen immer von anderen gezogen sehen. Ihre Texte umkreisen Fixpunkte subjektiver weiblicher Welterfahrung, eine „weibliche Ästhetik", ohne jemals ins Klischee zu verfallen.

Englische Broschur 14 x 22 cm 104 Seiten ISBN 3-85458-509-8
öS 198,–/ DM, sfr 30,–